食を拒む・食に溺れる心 Ⅱ

生きづらさと依存からの回復

香山雪彦

思想の科学社

食を拒む・食に溺れる心 Ⅱ

生きづらさと依存からの回復

［装丁］重実生哉

はじめに

私は摂食障害（拒食症・過食症）に苦しむ人たちやその家族のグループミーティングの世話をするスタッフとして、その人たちと一緒に歩みながら長くこの問題を考えてきました。医師の資格を持ちながら、医療には直接かかわらない立場で付き合ってきて、その中で、さまざまな思いが言葉になって湧き出してきた、それを本にまとめて10年あまり前に出版しました（『食を拒む・食に溺れる心――不安という時代の空気の中で』思想の科学社、2007年）。

その本の出版後に医師としても働くようになって、新たな視点からも摂食障害を見るようになりました。どちらの立場から見ても、摂食障害をめぐる医療の状況は、この数年、大きく動いています。その中で、今また言葉が湧き出してきている、それをいま一度まとめてみたいと思って書き始めたのがこの本です。

しかし、食べるという行動は生きていく上で最も基本的なことであり、それゆえ10〜20年ほど時代が激しく動いてきても変わっていないこともあります。それゆえこの本では、大幅に構成を変えていますが、10年あまり前の本に書いた内容とほとんど同じ箇所、さらには同じ文章を使っているところもあります（特に第1、4章）。それらは摂食障害を見つめていくために重要な視点であり、全体像を見て考えていくには欠かせないので、前の本を読んでいただいた方には申し訳ありませんが、この本に繰り返すことをご了承ください。

この本は、病気としての摂食障害を全体として解説するものではなく、それに苦しむ人たちを取り巻く状況をさまざまな方向から眺めて、どのようにすれば少しでも楽に生きられるようになるかを一緒に考えてみましょう——という思いで書いたものです。拒食症・過食症の人たちばかりでなく、その人たちにかかわるいろいろな立場の方々に、少しでも役だってもらえればと思います。

香山雪彦

目次◉食を拒む・食に溺れる心Ⅱ　生きづらさと依存からの回復

食を拒む・食に溺れる心Ⅱ　生きづらさと依存からの回復

第1章
拒食症・過食症を「理解する」ために

目次

第2章 「医療」ができること・できないこと

目次

目次

第4章 鬱積する「不安」と揺れる家族の中で

第5章
「思春期」に吹き出す生きづらさ

[編集] 中島雅一
[本文組版] La Nigreco

第1章

拒食症・過食症を「理解する」ために

摂食障害は、食べることを拒否して生命の危険が生じたり、逆に食べることをやめられなくなって生活に困難を来したりして、医学的な対応が必要になることも多い病気です。医学的な診断名としては「神経性食欲不振症」「神経性過食症（大食症）」などと称されます。しかし前者は、食欲がないのではなく強い摂食衝動に苦しんでいる場合も多いので、「神経性やせ症」に病名が統一されました（以前には「思春期やせ症」と言われたこともありましたが、近年は思春期以後の大人の人たちも増えています）。

しかし、医学的な対応が必ず必要なものでもありません。いつの間にか忘れたように良くなってしまう人もいますし、自助グループの仲間の存在で楽に生きられるようになる人もいます。

いずれにしても、ここでは医学的な診断名でなく、社会的に通用している「拒食症」、「過食症」という名称を使っていきたいと思います。また、摂食障害に苦しむ人たちは、医療の側から見ると「当事者」ですが、ここでは自助グループで使われることが多い「本人」と呼ぶことにします。

摂食障害の医療については近年、後ほど紹介するように、いくつかの地方に摂食障害治療支援センターが置かれるなど、新しい取り組みが進んでいます。それは、摂食障害は精神科・心療内科で扱う病気の中でも特に死に至る率が高いといわれているからです。

しかし、この病気についての理解は社会に広く浸透してはいないし、専門的な医療機関につながることも困難な場合が多い状況です。

それゆえ、ここでは、この病気についてまず理解しておいていただきたいことから書いていきます。

拒食と過食の意味――訴えるため、そして生き延びるため

摂食障害について、その本人にも周りにいる家族にも、その人たちを支援する立場にいる人たちにも、まず理解していただきたいことがあります。拒食症の人たちの「食べない」、過食症の人たちの「たくさん食べる」という行動は、美しくなりたいために行うダイエットや、おいしいから生命維持の必要以上にたくさん食べてしまう、といった行動とはまったく違った性質のものだということです。

人間は調理法・味付けを発明し、食べものをおいしく食べることができます。特に、砂糖という甘味料をふんだんに使える現代人にとって、食べることは快楽です。多くの人は食べることに快感を覚え、そこまではいかなくても食べたことに安心感くらいは持つでしょう。

しかし、拒食症の人たちはその快楽や安心を拒否してしか生きることができません。けれども、その理由を言葉にして訴えることができない、本人もはっきりと意識できていない事情があって、心の底にある苦しさ、生きづらさ、不安を、自分の命を危うくしかねないような拒食という行動でしか訴えることができないのです。

過食症の人たちも、心の中にある明確に意識できていない苦しさを食にかかわる行動（この場合は食べること、あるいは食べて戻すこと）で訴えているという点では、拒食症の人と同じです。しかし拒食の人たちとは逆にたくさん食べるという行動をとるのは、その行動がその時だけ、心の中にあるわけのわからない不安や恐怖を忘れさせてくれる、あるいはやり過ごさせてくれるという作用があるためです。

ある女性はこのことを、電話で泣きながら、このように表現してくれました。

「私は今、生きているのが怖いんです。それどころか、次に息を吸わなければならないと思うと、それさえも怖くて、どう吸ったらいいのかわからなくなる。その怖さは食べものをのどに詰め込むことでしかやり過ごせないんです」

また別の人の話です。昔は家の中にあるものを食べてしまうと過食は終わらざるを得ませんでした。しかし、今はコンビニが24時間開いています。そこで私は「悪い時代になったね」と問いかけたところ、即座に言い返されました。

「違います。いい時代になったのです。私たちは食べるものがなくなったら生きていけませんから。そこに行けば食べものがあるということがわかるだけでも助けられますから」

私は「なるほど！」と自分の考えの浅さを恥じましたが、この二人の言葉は、過食症の人たちにとっての「食べる」ということの意味を深く教えてくれるものでした。私が摂食障害にかかわり始めた30年近く前の頃の話です。

拒食症の場合は、本来は血糖値が下がると興奮して「お腹《なか》がすいた、食べたい」という欲求を作るはずの脳の摂食中枢が、低血糖があまりに長く続くことで麻痺《まひ》してしまいますから、空腹感に悩まされることもなく、自分が理想とする、ほっそりとした体型に近づくことができます。だから、周囲の心配をよそに、低栄養で動けなくなる直前まで、過剰なくらいに動き回る人もたくさんいます。過剰に動き回るのは、それで少しでも食べたカロリーを消費しようとしていることに加えて、そうすることによって心の中のわけのわからないものをやり過ごそうとしている、という意味もあると思われます。

また、最初から過食症になる人もいますが、拒食から過食に転じる人もたくさんいます。拒食症から一転して過食症になったとしても、それは食べたくて食べているのではありません。ただ不安が作る摂食衝動に突き動かされて食べるのです。

食べれば、体重は増えて、どうしても理想の体型からはずれる（あるいはそれを恐れる）

ために、食べることが強い罪悪感を伴ってよけいに自分を責めるようになります。それによってさらに気分が落ち込み、拒食よりもはるかに強い苦しみの中にのたうち回ることになってしまいます。

そこから逃れるためにも、食べるしかありません。そこで体重を増やさないようにと指でのどを刺激して戻すことを覚えると、食べることと吐くことがセットになり、吐くために食べるようになってしまうこともあり、そうすると過食＋嘔吐（食べ吐き）が疲れて動けなくなるまで続くことにもなります。

それは人生がうまくいっていない人たちだけに起こる問題ではありません。1970年代に人々の心を癒す歌声を聞かせてくれたカーペンターズという兄妹のポップソング・デュオがいました。そのヴォーカルのカレン・カーペンターは、世界中で成功し、もてはやされても、それゆえよけいに不安が強くなって過食をやめられず、中枢性催吐剤（脳に作用して嘔吐を起こす薬）まで使うようになり、それで血液の電解質バランスが狂って（嘔吐を繰り返すと血中のカリウムイオン濃度が下がります）、ある日突然、心臓が止まって亡くなったと聞きました。

以上をここでひとまずまとめてみます。拒食症でも過食症でも、その行動には二重の意味があります。一つは「自分は苦しい」と訴える手段としての行動であり、もう一つはその生きづらい状況の中で生き延びるための手段としての行動なのです。

そして、その行動によってよけいに苦しくなって、ますますそれから離れることが困難になり、やめたくてもやめられなくなる、すなわち依存症の状態になります。

なぜ、そんなに痩せたいのか？

話は少し脱線しますが、それにしても、摂食障害の人たちは（拒食症の人たちだけでなく過食症の人たちでも同じように）なぜそんなにも痩せたい、ふつうの人が見ると異常なくらい細い体型を理想に思い描くのでしょうか。天平《てんぴょう》壁画やルノアールの描く女性はふっくらしていますから、この痩せ願望は遺伝子に刻み込まれたものではないことは確かでしょう。

肥満は、高血圧・高脂血症・高血糖（＝糖尿病）を伴って、死の四重奏といわれたり、メタボリックシンドローム（メタボ）とされるなど、不健康の象徴とされていますから、それが少しは痩せた体への憧れにつながっているかもしれません。しかし、そのような健康志向で拒食につながるような強い痩せ願望を説明できるものではありません。

たぶん、痩せた人を美人とする傾向の強い現代のメディアが創り上げた幻想的文化の影響は大きいのでしょう。ファッション雑誌などに見られる細いモデルたちが痩せ願望を強めていることは確かなようです。「なぜ痩せたいのか」と尋ねると、それが本音なのかどうかはわからないとしても、「お店にある素敵な服が着られるから」と答える人たちがたくさんいるのです。それは先進国ではどの国でも共通しているようです。それゆえヨーロッパには、摂食障害を助長しないように、BMI[*1]がある一定値以下に痩せたモデルを使うことを法律で禁じている国もあります。

摂食障害といえば拒食症が中心だった1980年代頃には、「成熟拒否」という説が強く唱えられたこともありました。思春期になると女性は（脂肪を沈着させる作用がある女性ホルモンが分泌されることによって）ふっくらとした大人の体になっていきますが、自分が母と同じ大人の女になっていくのを拒否して、少年のようなほっそりした体型のままでいたいと願う、という説です。しかしその後、拒食症よりも過食症の方が多い時代になっていくと、その説にはあてはまらない人たちも多い、と私には感じられます。

ある女性は、「自分は小さい子どもになってお母さんのお腹《なか》に帰りたいのだけれど、身長は変えられないから、体重を減らすのだ」と言っていましたが、それですべてを説明できるとは考えられません。なぜそんなに痩せたいのかは別にしても、何も自由にならない日常の中で、体重だけは自分の意志の支配下にあるという感覚が心の中に大きく存在するのだと思われます。

拒食や食べ吐きによって異常なほど痩せている人でも、自分はまだ太っていると主張することがよくあります。その言葉が示すように、体型の認知が狂っていることが、痩せた体型を目指す動機になっているのでしょうか。しかし、私には体型認知の狂いが食べることの拒否の原因とは思えません。なぜなら、かつてはそのように主張していても、回復が進むと、「あの頃の自分はおかしかった」と、少しふっくらしてきた（ふつうの体になってきた）自分を受け入れられるようになった人たちをたくさん知っているからです。体型認知の狂いは摂食障害の結果であって、原因ではありません。

いずれにしても、「痩せたい」と思う気持ちそのものが病気なのではなく、そのこだわりの強さが病気なのです。問いかけるべき疑問は、「なぜ痩せたいか」ではなく、「なぜそれほどまでに痩せたい気持ちにとらわれて、生活のバランスが崩れているのか」です。

＊1　BMI=Body Mass Index は体重を身長の2乗で割った数値（kg/m^2）で、統計的な研究では22くらいが最も長生きしやすく、その数値が高くても低くても寿命が短くなるとされています。

言葉ではなく、「行動」で訴える二つの理由

最初にまとめたように、拒食・過食といった行動には訴えるためと生き延びるためという二重の意味がありますが、まず、その訴える手段としての行動のことを考えてみたいと思います。しかし、自分の心の中にあるものを訴えたいなら、どうしてそれを言葉にして誰かに伝えようとしないのでしょうか。それには二つの理由があります。

本当の気持ちを外に出せないから

一つの理由は、安心して過ごせなかった子ども時代があって、不安を抱えたまま思春期に至ったことによります。そのように育つと、自分に対して自信を持てない、自分自身を信じられない上に、他の誰をも（信じたくても）心から信じることができなくなってしまいます。そうして、成長して言葉を獲得しても、言葉で自分の心の中にあることを他の人に伝えることに対して心が自分でストップをかけてしまうのです。

そうなると、自分の本当の気持ちを他の人たちに対して出せなくなるだけでなく、いつも他の人にどう思われるかを気にし、人に気を遣うばかりになります。それが拒食や過食

に苦しむ人たちの本当の病気だということもできます。拒食・過食といった行動は、その本当の病気に異議を申し立て、その苦しさを外に伝えるための「症状」ともいえるのです。

特にお母さんなどの大切な人に嫌われるのがただただ怖くて、直接には言えないから、そのような行動で「私が苦しんでいるのをわかってよ、私の方を向いてよ、私を愛してよ！」と訴えているのです。しかし、そんな思いが伝わると、面倒な子だと嫌われてしまうかもしれない。また、その気持ちを簡単にわかられてしまうとプライドが傷つくかもしれない。そんなことを恐れるからでしょうか、わかってもらえるかどうかを試すように、拒食や過食で伝えようとするのかもしれません。

そのような場合、病気がよくなることが不安につながることもあります。例えば、アキさん（ペンネームです）は手紙に次のように書いていました（この本に載せさせてもらう手紙やメールは、これ以後もすべて、原文のまま載せることを了承してもらったものです）。

以前までは、先生に「絶対治る」と言われると、自分からこの病気が症状が消えてしまうことを考えると、とても不安だったのです。治りたい、過食症を消したいという思いはあったのですけど、この過食症状があるかぎり私と他人（家族、先生 etc...）との絆は切れないものになるだろうと考えていたのかもしれません。だからこのような両価的感情を持っていたのかもしれないけど、私は本当に弱い人間だなあと思います。いつまでたっても自立しようとしていないのです。客観的に見ると仕事にだって就いているし一人暮らしもしているから自立しているように見えるかもしれないけれど、私の心はいつもいつもいつも「お母さんお母さん」と言って甘えたい3～4歳くらいの子どもなのです。

このような症状としての拒食・過食は、風邪をひくと発熱したり咳が出るなどの症状が生じるのと同じです。医師は病気で訪れた人たちに対して、症状をなくすのではなく、その症状を起こす病気の本体を見つけて、その病気を治さなければなりません。それと同じく、拒食や過食などの行動がなぜ起こってくるのか、その本体を見ようとしなければなりません。過食などの行動だけを止めても、根本的な生きづらさからは解放されません。

対症療法で、拒食が和らいで少しずつは食べられるようになったり、過食衝動を何とかやり過ごせるようになることはあるでしょう。しかし、その苦しさの根底にある病気の本体のところに手をつけようとしなければ、他の症状、例えば（過食症の人に合併することが多い）リストカットや買い物や万引き、アルコールなどの依存や、さらにはネットで出会う人で寂しさを埋めようとする危険な行動へと移行する場合もあります。

ただ、対症的に認知行動療法などで食行動を適正化しようとする治療法も、単に目標体重への到達を目指すのではなく、苦しんでいる心をしっかり支えながら適切に行われれば有効です。特に思春期前期のただひたすら拒食に走っている、あるいは過食でも胃に食べものを置くことを絶対に許せない即座の嘔吐によって、極端に体重が減少している人の場合は、脳も萎縮して、まともな知的判断ができなくなっています。だから、少しでも体重を増やしていく必要があるのです。何とか少しずつ食べられるようになって体調が回復に向かい、そこに見守ってくれる大人（親や先生）がいることが伝われば、少し遅れて、心もゆっくりと回復していくことが期待できるでしょう。

そのような食行動を是正していこうとする治療は、例えばがん末期の患者さんたちに疼《とう》痛《つう》緩和療法（麻薬であるモルヒネを積極的に使っていきます）を行うことに似ているといえるでしょうか。がんが進行すると、がん組織の浸潤で神経が刺激されて強い痛みに苦しむことが多いのですが、その患者さんたちにとりあえず痛みの症状を和らげてあげる治療をすると、生きる気力が回復して、当面の日常生活も可能になることが多いのです。

また、こんなふうにもいえるのではないかと私は思っています。風邪をひいたときの発熱や咳などの症状は、体が病原体（ウイルスや細菌）と闘っているために生じている現象です。それと同じように、拒食や過食という症状を外に向かって出しているのは、心がその本当の病気と闘い始めているということであり、それによって回復への一歩を踏み出そうとしている、少なくともその模索を始めているからなのです。

しかし、高熱を発したり咳をしたりすることは体をよけいにつらくさせるのと同じように、拒食や過食という症状を発することで心はよけいに苦しくなります。だから、過食・拒食などの症状ではなく、言葉で訴えられるようになっていくことが、楽になっていくための最初の目標である、と私は考えています。そのためには、自分がなぜこんなに苦しい状況にいるのかを理解することが必要で、その理解は自分の生きてきた記憶を物語に紡ぎ上げ、それを話す（あるいは書く）ことで進めていく他ありません。

「消された記憶」の存在によって

言葉にして訴えられない理由の二つ目は、訴えるべき苦しい体験の記憶を抑圧して消してしまっていたり、あるいは訴えたいものがあること自体を自分で否定していたりして、訴えたいものの正体が自分でわかっていない場合です。抑圧したり否定したりして、自分でも意識しないところで理解することを拒否するのは、その人たちの心の中にあるものは、そのことを意識に上らせるとあまりにつらくて生きていけないようなことだからです。

比較的理解しやすいのは、例えば大災害や戦場などのとてもまともに生きていけないような過酷な状況や、あるいはレイプの被害者になってしまった――というような事件に遭遇した場合です。そこで起こった他の人の不幸の中で自分は生き残ってしまったという、どうしようもないうしろめたさを抱えてしまうこともあります。

そのような経験を明確に記憶して意識に上らせていると、その苦しさや恐怖で身動きできなくなったり、あるいはそのようなことを招いてしまった自分が悪かったのだと自分を責めてしまう。だから最初から否定して意識に上らせなかったり、あるいは意識から消してしまったりすることがあるのです。中学校時代に不登校だった（いじめを受けたためだろうと想像されます）ある女性は何とか大学生になったのですが、中学校時代の思い出を尋ねたときに、「その3年間のことは、1枚のフィルムの静止画のような風景以外には、何も思い出せません」と言っていました。

そのような実際の体験とは違うけれど、自分はお母さんに愛されていない（あるいは、愛されなかった）のではないかという疑いなども、意識に上らせることを無意識のうちに拒否していることがあります。一方で、第三者から見ると両親に虐待に近い扱いをされていたのに、家族関係を尋ねると、「愛してもらいました」と答える人もいます。

しかし、そのように言葉にできる記憶（大多数の人の場合、それは大脳の左半球に生じます）を抑え込んで（消して）しまったとしても、そのような状況にあったことの不安や事件のときの恐怖などの感情の記憶（これは右半球に生じます）は残ります。その不安や恐怖といったネガティブな感情が何かの拍子に湧き上がったとき、言葉にできる記憶が抑え込まれていると、なぜそんなに不安であり怖いのか説明がつかないので、どうにもやり過ごしようのないものになります。その感情が心を揺り動かし続けて何らかの出口を求め、それが「私はこんなに苦しいのだ」と訴えるために、さまざまな病的状態や、あるいは日常生活には不適切な行動を起こす。拒食や過食はその行動の例なのです。

縛られた心を解き放つために

何らかの、思い出すと苦しくてたまらないようなことを経験したとき、家族や親しい人たちは多くの場合「あなたが悪かったんじゃないから、そんなことは忘れてしまいなさい」と助言するでしょう。けれど、忘れてはいけないのです。「忘れる」ということによって、言葉にできる記憶だけが消されて、不安や恐怖などの感情の記憶は残り、その感情が湧き出てきたときになぜ怖いのかを説明できないことで、よけいに心が縛られることになるからです。

それではどうすべきか——かすかに残っているだろう切れ切れの記憶を思い起こし、つなぎ合わせることによって、心の底に押し込めてしまった出来事を、ここまで生きてきた人生の中の一つの物語に紡ぎ上げ、言葉にして外に出すことが重要です。そうすると、その時に自分は何も悪くなかったのだ、そのような中でよく生きてきた、ということがわかるなどの再解釈も可能になり、その不安や恐怖のがんじがらめの縛りから少しずつ心が解き放たれていきます。このことを私は「右半球にこびりついた感情に左半球の理性でもって対抗していく」ことだと考えています。わけのわからない恐怖が甦ってきたときほど、言葉が必要なのだと、私は思っています。

ただし、そのような記憶を甦らせて言葉にするということは、感情がすさまじく揺さぶられる、非常な恐怖や苦しさを再体験することでもあります。だから、抑え込まれてしまっていた記憶を治療のために言葉にしていく作業は、心にその準備のできている人たちにしかできません。

逆にいうと、たとえ体は大人になっていても、さまざまな事情で心の成長が遅れてまだ幼い状態に留まっている人は、この作業はしてはならない。不登校からようやく踏み出して遅ればせながら通信制高校に通い始めたばかりの人に、カウンセラーがその作業を行って、苦しさの由来を家族の暗い過去まで遡って背負わせてしまったために、凄まじい混乱に陥ってしまった人も見ています。そのような人たちに対しては、苦しさを受けとめてあげながら、ゆっくり成長を待たなければなりません。

また、過食をやめられないでいる高校生で、何を尋ねても「わかりません」「考えられません」としか言葉が返ってこない人もいました。そういった人には言葉にしていくことはまだまだ無理で、まだ言葉が十分に発達していない幼い子どもたちに行うような、行動を利用した治療法から始めていく必要があるのではないかと考えます。

さらに、その作業の準備が十分にできている人でも、もし恐怖の記憶がどこにも助けを得られない孤独な状況で甦ってきたとしたら、その恐怖はさらに強くなった状態で心に焼き付けられてしまうでしょう。そうして、もともと恐怖であった記憶がどんどん強いものになっていき、生活に強い支障が生じてしまった状態がPTSD（post-traumatic stress disorder：心的外傷後ストレス障害）なのだと私は考えています。

それゆえ、その記憶を思い起こし、言葉にしていく作業は、支援してくれる人もいて十分に安心できる場でなければ行ってはなりません。その恐怖があまりに強いものであった場合、家族や友人ではその状況を支えきれないことも多いと思われ、それを支援することが医師、カウンセラーなどの援助職の人の重要な仕事でしょう。その場に心をあたたかく受けとめてくれる人がいて、十分に安心できる状況で記憶を甦らせ、言葉で感情に対抗していく。それとともに、自分にはちゃんと支えてくれる人がいるのだと知って、恐怖を少しでもやわらげた形の新しい記憶を作ることを繰り返していく。それが精神療法やカウンセリングの中でも重要な作業だと私は考えています。

以上、ここまで外に出せない「本当の気持ち」や「消された記憶」について書いて来たことは、今まさに苦しんでいる人にも、その人たちを援助する側の人にも理解してもらいたく、その具体的なところを後ほど第6章で詳しく考えます。

言葉が、「過去」を過去にする

言葉にすることができれば、過去を乗り越えていく力が与えられます。しかし、その言葉は重いものが多く、医師やカウンセラーは、その話を聴くとともに、混乱していることの多いその話の道筋を整理してあげる、それが大切な仕事だと思います。みんなあまりに違った背景を持っているため、こうすれば必ず治るという即効性のある治療法なんてあり得ないのですから、そのようにして心の中を整理していって、その言葉が心にストンと落ちる気づきのときまで待つほかないのだと、私は感じています。

ただし、医師の中にはその話を聴かず（聴けず）、力まかせの治療を試みる人もいます。

カウンセラー（セラピスト、心理士）にも、自分の理論や解釈を押しつけて、それでよしと思っている人もいます。そのような治療によってよけいに苦しくなってしまう場合もあり、かかっている治療が合わないと感じた場合は別の治療者を探すことを私は勧めます。

そのように、支援者の力を借りながら、言葉にすることによって苦しさを抜け出して、時間はかかったけれど、新しい人生へと進んでいけた人がたくさんいます。そのような人たちを何人か紹介します。

ナナさんの「グリーフワーク」——感情と記憶の統合

大切な人の死去などの深い悲しみを癒していくためには、その悲しみの記憶を涙とともに言葉にして、誰かに受け取ってもらうことが必要です。その重要な部分をグリーフワークといいますが、生きづらさを引き起こしている恐怖の体験にも、その作業が回復に役立つでしょう。私には、これがそのグリーフワークなのだと忘れられない記憶になっている出来事があります（この部分はあまりに鮮烈な思い出で、言葉を修正しようがないので、前の本のままの引用です）。ある日、引きこもった状態からやっと抜け出してきて面接や手紙・メールのやりとりで心を少しずつ開き始めたナナさん（ペンネームです）が、夜7時頃に「よみがえる記憶」という表題のメールを送ってきました。次のようなメールです。

口の中に押し込まれるタバコ臭い舌
逃げる私を引っ張る腕力の強さ
膣に入る指
性器を舐める舌
噛まれた胸の痛み
止まない私の叫び声
逃げられない事の恐怖……
今、心がガタガタ震えます。
殺してやりたいくらい、憎い。
本当に、憎いです。

信頼していた人にホテルに連れ込まれて、完全なレイプといっていいような行為を受けた、その記憶が心の中に嵐のように荒れ狂い、ふるえが止まらないということでした。

私はメールを読んですぐに電話して出てきてもらったのですが、面接の机をはさんで向き合った私の前で、ナナさんは髪を振り乱して泣き叫びながら、同じことを何度も何度も話し続けました。その時間が2時間ほども続くと、ナナさんは「自分でもまったく忘れてしまっていたことを今頃になって突然思い出しました。これは絶対に人には言えないことだと思っていたのに、ついに言ってしまいました。ついに自分の本当の姿を見せてしまいました。恥ずかしいです」とはにかみながら、憑き物が落ちたかのようなすがすがしい笑顔を見せてくれました。その後も苦しい日々は何年も続きましたが、お母さんや私を試しながらも心の中を言葉にしていくようになったのです。この日がナナさんの第2の誕生日だと思っています。

実は、それまで記憶から消していたこの出来事が突然甦ったのは、このメールの2〜3日前、初めて精神科医にかかって面接で話しているときだったそうです。その日も「強い憎しみがよみがえるのを感じました」とメールで伝えてくれたのですが、そのメールにはその時のことを、かなり淡々と、次のように書いていました。

胸のふくらみには青紫色の歯形ができて、何度体を石鹸で洗っても消えずに残り、触られたり舐められたりした恐ろしい感覚も消えず、自分の体はなんて醜く、汚れてしまったのだろうと、自分の姿に嫌悪感を抱きました。その時からずっと、できるなら、この胸のふくらみを、刃物か何かで削ぎ落としたい、とそう思ってきました。今でもそれは変わらないし、私の体の、胸とかおしりとか、そういうふくらんでいる部分が、鏡を見るたびに本当に醜く、汚く見えるのです。

それが2〜3日して、恐怖と憎しみという強い感情を伴って出てくるようになった――そこで初めて左半球の言葉にできる記憶と右半球の感情の記憶が統合されたのだと私は思いました。この統合が非常に大切なことだと思います。それはとてもとても苦しいことだけれど、記憶（ふつうの意味での、言葉にできる記憶）と感情とが統合され、一緒になって出てくることが回復へと足を踏み出す力になると私は感じています。

ナナさんの食べ吐きや、さらにリストカットも加わった苦しい日々は、それからも数年以上も続きました。しかし、その苦しみは、自分がこれからどう生きるのかという道を求めて、たどり着くのにまだ時間がかかり、たどり着けるのかどうかもわからないという不安があるためで、いわば未来に向けたものです。あのメールの頃のように、過去に縛られたものではなくなってきたのです。不安の根底にある過去の出来事は変えようがないけれど、未来の不安は、生き延びていけば取り除ける日を迎えることができます。

ナナさんは、その食べ吐きは生き延びるための手段であることを理解し、自分には食べ吐きという強い味方があるのだとさえ思えるときもある、と言うようになりました。私は、今の苦しさが未来に向けたものであるゆえに、生き延びてさえいれば出口に到達できると励ましていました。そうしているうちに、胸のふくらみも（女性である自分の体全体も）愛おしく眺められるようになってきたようです。

そしてナナさんは、一時は体重が30キロを割っていて（生理も長く止まっていました）、授業中に座っているのもお尻が痛くて苦労していたのですが、頑張って資格を取得して新しい人生に踏み出し、そこで出会った男性と暮らすようになりました。体重も回復して子どもを産み、子どもたちの世話に追い回されながらも仕事を続けて、同僚からは「バランスの取れた良い仕事をしている」と頼りにされるようになっています。「自分のような苦しみを味あわせたくないから、絶対に子どもなんて産まない」と言っていたのに、今は「子どもたちの顔を見ると、心からホッとする」と言っています。

アキさんの「発表」

言葉にするのに、何十～何百人という大勢の人の前で話すことが大きな意味を持つことがあります。それは覚悟を要する行為だからでしょう。

前に手紙を載せさせてもらったアキさんは、２００人以上の人が集まった摂食障害に関する公開セミナーで自分の体験を話したことがありました。企画した私が彼女に話してみませんかと尋ねたとき、彼女は「怖いけど、やってみたいです」と引き受けてくれました。

実際にたくさんの人の前に立ったとき、アキさんは「私は……」と話し出したとたんにいきなり涙があふれて言葉が続かなくなりました。しばらくして少しずつ話し始めた言葉は、しかし、聴いていた人の心に深くしみ込みました。自分が苦しさを心に抱えてしまうことになった経過、それをお母さんに受けとめてほしかったけれどそうしてもらえなかったことに対する恨みつらみ、そして、「それでも私はお母さんが大好きです」と絞り出すように言った言葉は、心を揺さぶらずにはおかないもので、たくさんの人がまぶたを押さえました。私も、その時のことを思い出すだけで、今でも涙がにじみます。彼女のあとに家族としての体験を話してくれた一人のお母さんは、「私の娘の代わりに話してくれたとしか思えなかった」と話されました。

アキさんはその発表のあと、話したことによって自分も心を揺さぶられて落ち着けなくなり、食べ吐きだけですまずに毎日リストカットもするようになりました（リストカットも食べ吐きと同じような意味を持った行為です）。彼女は福島から少し離れたところに住んでいたので（近くに住んでいる人には、きっと知り合いの人たちも聴きに来るだろうから話してもらうのは難しく、わざと遠くの人に話してもらったのです）、私は毎日のように電話して話していましたが、3週間くらいでずいぶん落ち着き、それから1年、2年と経過してくると、あの時にあのような場で話したことが間違いなく彼女にとって生きる力になっていったと感じられました。

すぐ前に座って聴いていたお母さんにも強い衝撃だったと思いますが、アキさんの思いはちゃんと伝わって、そのあとにもらったメールに「家族が、真剣に考えてくれ理解してくれた事が、救いでした。今は誰かを責める事もなくなり、家族は安心する場所になっています」と書かれていました。そのようにお母さんが（お父さんも、おばあさんも）変わってくれたのは、抱えてきたものを言葉にして伝えたからにほかなりません。

アキさんはしだいに食べ吐きをしなくてもよくなって、仕事に打ちこめるようになっていきました。そして出会った男性と結婚し、転勤で近くなった実家に夫・子どもたちと一緒に住むようになって、家族みんなが幸せに暮らすようになりました。アキさんに用事があって電話したとき、最初に出たおばあさんがすごくうれしそうに取り次いでくれました。

美瑛《みえ》さんの「手紙」

心の中の言葉を、話すのではなく、書く場合にも読んでくれる人が必要です。誰にも読んでもらえないとしたら、書く意味がないでしょう。福島お達者くらぶに寄せられた手紙などの文章を、同じ苦しさを持っている人たちに読んでもらえるように、会報（私が編集していています）に掲載することがあります。手紙やメールをくれた人に、それを載せさせていただけますかと尋ねると、たいていOKと言ってもらえます。書いたものは文字として残りますから、読み返して整理に役立てることも容易になりますし、特にそれが印刷されると、改めて自分の存在を意識できることが多いと思います。

そのように、書くという作業は、同じ「言葉」を使うとはいえ、話すことと違った意味を持っています。それが生きてきた人生のすべてを書き込んだ物語となると、そこまでの人生の総括になります。そのような、生まれたときからかすかな希望が見えてきたその時点までの生活を克明にたどった美瑛《みえ》さん（ペンネームです）の福島お達者くらぶへの手紙を、前回の本（『食を拒む・食に溺れる心——不安という時代の空気の中で』）に載せさせてもらいました。食べ吐き以外にも、万引きや男性関係など、凄まじいまでのさまざまな行動で生きてきた経過を、細かい文字で余白まで全部埋めた便箋19枚にびっしりと書いた手紙で（本では24ページにわたりました）、これはまったく一編の物語でした。

美瑛さんは、それを書いたことで自分の過去に一応の決着をつけられたのでしょう、新しい人生の模索へと足を踏み出しました。それとともに、お母さんが自分の人生とも照らし合わせて理解してくれて、関係が劇的に改善しました。そして時間をかけながらおずおずと、家でする内職から始めて、対人関係の恐怖に耐えながらアルバイト、パートへと仕事に踏み出していって、その店の社長に仕事ぶりを認められて正社員になり、今は店長を務めています。あの手紙にそれまでの人生の物語を書ききったからこそ、その記憶に縛られることを脱して、過去を過去にできたのです。

恵子さんの「物語」

同じように、それまでの人生の物語を書いた人のことを紹介します。その人はそれをみんなに読んでもらうために書いたのではなく、(私は読ませてもらいましたが) ただ自分のためと、ここまで自分を見捨てずに支えてきてくれたご主人に読んでもらうために書いたのでした。それを書くことになったいきさつと、その経過や結果を紹介します。

恵子さん (ペンネームではなく本名です) はご主人と4人の子どもたちの家族で暮らしていますが、私の外来を最初に受診してきた頃には、食べ吐きは何とか抑えられるようになっていたけれど、例えば子どもを送っていった幼稚園でも、吹き出してくる荒れ狂う気分を抑えられていませんでした。その子どものことだけでなく、恵子さん自身のことを心から心配してくれた幼稚園の園長先生の紹介で私の外来に通ってくるようになったのですが (気分の浮き沈みの大きい双極2型障害という状態の治療が必要なこともありました)、その受診のたびにここまで自分の経てきた人生の出来事とそこでの思いを語り続けていました。

そうして2年近く経った頃、私は聴かせてもらったことを書いてみませんかと勧めました。そうしたら短期間のうちに、子ども時代から現在までの、日本を脱出していた頃もあった凄まじいまでの出来事をいくつもいくつも含むその話を、膨大な物語のような形で書き上げました（400字の原稿用紙にすると360枚ありました）。書き出したら言葉が次から次に滑り出してくるような感じだったようです。読んでもらうご主人にはつらくなるだろう話もたくさんあったのですが、それもきちんと伝えておきたくて、脚色なしに本当の出来事もその時の心の中も書き込みました。途中では、「書いていると、辛くて泣くのですが、涙が毒出しになっていて、書き終えたところに関しては、気持ちが落ち着いていくのを感じています」と言っていました。

そうして書き終えると、心は非常に穏やかになって、それまでこだわり続けていたことは引き出しの中にかたづけられて、新しい人生に乗り出していくような感触を得たようです。すでに言葉にしていた、ぱさぱさと乾いたような出来事の記憶の隙間を、涙や胃液などで湿った感情のレベルの記憶で埋めることができて、改めて自分の現実にできたのではないだろうかというのが私の印象です。

そのように心が穏やかになっていくにしたがい、双極2型障害による気分の上がり下がりもうまくコントロールできるようになっていきました。薬の量を調節するのですが、必要量を自分で理解できるようになったのです。

恵子さんはそのようにして言葉にしてきた経験を摂食障害の講演会でも話してくれました（その際には姓も含めた本名を名乗り、それは「私が私であること」にこだわって、現在の自分として語りたいと思うから、とのことでした）。時間が限られた講演では、書き上げた物語の中の劇的な出来事ではなく、回復のことが中心になりました。「回復とは、愛されること愛すること」という題名をつけたお話しは次のようなことが中心でした。

「私は子どもの頃に無条件に愛される経験をしてこなかったため、人を愛することも、自分自身を愛することもできずに、食べものに愛を求めました。自分にとって食べものは、『満たされない愛』そのものだったのです。食べものは人と違い、裏切ったりしません。食べものは、必要なときに、必要なだけ私を満たしてくれました。吐き出したとしてもいつも傍にいてくれたのです。しかし、『満たされない愛』を『食べもの』で埋めるのではなく、『人の愛』で埋めることができて、それを繰り返し実感できるようになって、初めて食べものは必要なくなりました」

私はこの本に、回復して楽に生きられるようになっていくためには、（どうあるべきという自分でなく）ありのままの姿の自分を受け入れてくれる人がいるという安心の経験を積み重ねていくことが必要だと、何度も繰り返して書きます。それは、食べものでしか埋められなかった心の空白・寂しさを、人の愛で埋めることなのだと、恵子さんは教えてくれています。

苦しさを「言葉にして伝える」ことで

ともかくも、自分の抱えている苦しさは言葉にして伝えなければなりません。家族（親・夫婦）なら、あるいは付き合っている彼氏・彼女なら、「言わなくてもわかってよ」と思うかもしれないけれど、それは単なる甘えです。その甘えは親しい関係を難しくしていくばかりで、壊してしまうかもしれません。いかに親しい関係だって、言葉にして伝えない限り、絶対に伝わらないのです。放っておいて伝わるのはぼんやりとした感情だけで、それが一体何なのかは言葉で伝えなければ理解してもらえません。

話す場合には聴いてくれる人が必要です。しかし、拒食や過食を起こすことになってしまった人生――そこに至る曲がりくねったやっかいな話を聴く耳をまったく持たない人たちもいて、その人たちに話すとよけいに傷つくことになります。話すのは、そのような話を聴くことのできる人たちに対してでなければならないのです。

家族、特に一番こだわりが強いことが多いお母さんが聴いてくれるようになると一番いいでしょう。けれど、親はもう自分の生き方を変えられないくらいにかたくなになっている場合があります。あるいは親として子どもを導いてやらなければならないという義務感・使命感に燃えていたりするかもしれません。そのような場合は子どもの話を素直には聴いてくれません。

そのような時に、話を聴いてくれ、それに共感してくれる人たちがいるのが、同じ苦しさを抱えた人たちが集まる自助グループです。私たちは地方都市では自助グループの存続が困難だった1990年代の初めから「福島お達者くらぶ」という自助的なミーティングを行ってきました（この老人クラブのような名前は若い本人たちが名付けたものです）。医師・看護師・心理士の有志数人がスタッフとして運営していますから自助グループではありませんが、自助グループと同じものを目指してミーティングを四半世紀以上も続けてきています。特に、本人だけでなくその家族も苦しさを抱えていますから、本人と家族のミーティングを隣り合った部屋で並行して行うことを、私たちは全国で最初に始めました。

私は福島お達者くらぶでは長くその家族ミーティングの司会を担当していました。本人の人たちは自分のために家族がそこに来てくれるだけでもうれしいけれど、このミーティングは子どもの話を聴き、その苦しさを理解してあげることができるようになっていくことが大きな目的です。それとともに、母親や父親が自分自身も苦しさを抱えてきたことを意識し、それを吐き出して楽になることを助けるという大切な役割もになっています。

「生きる」ために必要な手段

ここまで書いてきましたように、拒食や過食は自分が苦しい状態にいることを訴えるための手段ですが、それと同時に、いま自分を襲っている恐怖をやり過ごし、この不安に満ちた毎日を生き延びるための手段でもある——この二重の意味をぜひとも理解していただきたいと思います。この生き延びる手段としての意味がありますから、訴える手段としては使用する必要がなくなった——言葉で伝えられるようになった——としても、他に生き延びる手段が見つからない限り、過食などは簡単には止まりません。

拒食や過食で苦しんでいる人には、出口の見えない苦しみの中で、毎日「死にたい」と言う人、「今すぐにでも死んでしまいたい」と思っている人がたくさんいるでしょう。しかし過食はこの章の最初に書いたように生き延びるための手段ですから、自ら無意識のうちに「生きたい」と思って生きることを選択しているのだと、私には思えるのです。苦しさに襲われたときに、とりあえず生き延びるために食べものを詰め込むのです。

過食が生き延びるための行為だ——というのはまだわかりやすいだろうと思いますが、拒食だって生き延びるためです。食べることを拒んだり、食事の量を極端に制限するのは、自分の誇りを持って生きるためには痩せた体が必要である（と考えるようになってしまっている）ためです。すなわち、あくまでも生きるためでしょう。餓死するために食べることを拒んでいる拒食症の人はいません。

と書いたけれど、実は一人だけ覚悟の拒食をした人がいました。拒食症の人の拒食とは違っているのですが、その人は過食（食べ吐き）だけでなく窃盗癖（万引き）も止められませんでした。外出したら、そのつもりはないのに、必ず万引きをしてしまう。何度も警察に捕まりました。体力があると外出してしまうから、そうならないように衰弱していくことを選んでほとんど水分しか摂らなくなって、そうして亡くなりました。しばらく連絡がないからどうしてるだろうと思っていたら、そのことをご両親が来て知らせてくれました。言葉にしようのない悲しい思い出です。

そのような拒食は他に聞いたことはなく、ふつう拒食は生きるためにすることです。栄養学の知識を得ている人たちなら、生きるために最小限必要な量を必死にはかりながら食べる量を決めているのかもしれません（その量を低く抑えすぎていることが怖いですが）。もちろんそれは痩せて親に注目されたい——などと考えたりしてやっているわけでは絶対になくて、意識には上らない心の奥深くのことであり、特に思春期にさしかかったばかりの人たちなら、ただただ痩せることに必死になっていることも多いと思われます。

過食のせいで……

過食の場合、自分では止めたいと強く願っているのに止められずに苦しんでいる人たちの中には、「過食のせいで、やりたいことがあったのに結局何もできないまま1日が終わり、自分の人生は無茶苦茶になった」と、過食をうらんでいる人もいます。過食さえ止められれば、すべて解決すると思っている人もいます。例えば訴えるための言葉を紹介させてもらったアキさんは、ごく初期の頃の手紙にこんなふうにも書いていました。

先生、私は一体どうすればよいのでしょう。ここ最近、嘔吐もうまくいかなく、いくら激しく刺激しても、水をたくさん飲んでも、吐けなくなってしまったのです。混乱すればするほどいっそう口にものを入れたくなる一方で、どんどん太っていくのだと思うと自分にとても腹が立ってくるのです。過食すると何もかもが悪循環になってしまい、私がせっかく企てた1日のスケジュールも過食のおかげで狂ってしまうのです。

今さらですけど、どうして私がこんな目にあわなければいけないのか、私は今まで何か悪いことをしてきたか、家族が期待するようにいい子で頑張ってきたし、世の中の道徳というものにも背いてきたわけでもないのに、どうして私は一人でこんなに苦しまなければいけないのかと一晩中泣き明かしました。

同じように、過食のせいで行きたかった集まりに行けなかったとか、過食のせいで学校や仕事に行けないなどと、過食さえ何とかなればと考えている人はたくさんいます。しかし、考えてみてください。過食がなくて出かけて行ったら、そこではもっともっと恐ろしい時間を過ごさなければならないかもしれません。過食がなくてドタキャンせずにすんだら、自分のことを受け入れてくれるかどうかわからない人たちの中でどうしてよいのかわからずに逃げ出して、状況はもっとつらくなっていたかもしれません。過食はそんな恐ろしい思いをしなくてすむように、自分を守るためだったのかもしれないのです。そうだとしたら、過食によってとりあえず確実に生き延びられるような道を選択したのだといえるかもしれません。

とはいえ、そのようにして生き延びたとしても、決して楽に生きられるようにはなっていきません。ではどうするか。それは、拒食・過食には自分の苦しさを訴える意味があることを理解して、なぜそんな苦しさを抱えることになったのか、その訴えたいものは何か、といったことを自分で（あるいは差し出されている手につかまって援助者と一緒に）掘り下げていって言葉にし、それを自分にとって大事な人に伝えていく必要があります。そうやって得られる新しい、あたたかいつながりの中で、新たな人生を始めるのです。

ただ、それは苦しさを伴う作業でもあります。私の患者さんでも、苦しさが自分の育ちに由来することを少しずつ理解し始めていたけれど、最後まで「過食さえ何とかできれば……」というところで受動的に助けを求めてしまっていた中年女性がいました。しかし、それを与えてもらえないことに怒りを持って「ここに来るのは苦しいばかりでした」と言って、去って行ってしまいました。私は辛抱強く対応したつもりだったけれど、その患者さんに自ら動くことを求めすぎていたのかもしれません。

よくなりたいと受診してくる人たちでも、心が固まってしまっている中高年の人たちへの対応は難しいと、つくづく思わされています。自分だけで問題を解決していけないと感じる人は、できるだけ若いうちに差し出されている手を求めてつかまってほしいと思っています。

少し話がずれますが、この節の最初に書いたように、拒食・過食はとりあえず生きる道を選択することなのだとはいっても、そんな時に自分はただ勇気がなくて行くべきところに行けなかったダメな人間だと自分を責める人がいます。そのような時に私は言います。(例えば一人暮らしをしている学生の場合なのですが)「朝、学校に行きたいけれど行けるだろうかと迷い不安になったとき、とりあえず起きて服を着てみよう。服を着たら、とりあえずアパートのドアを押して外に出てみよう。外に出られたら、とりあえずバス停まで歩いてみよう。バスが来たら、とりあえず乗ってみよう。そうやって学校に着いたら、とりあえず教室に入ってみよう。だけど、そのどこかの段階で、とりあえず何かをするのに清水《きよみず》の舞台から飛び降りるような覚悟が必要と感じたら、そうせずにそこから引き返そう。そこを無理に進んだら心が決定的に壊れてしまうかもしれないからで、そこで引き返す勇気も必要なのだよ」

だいたいみんな、ずっと先のことまで考え、それを一気に解決しようとして不安を強くしていることが多いから、このように眼の前のことだけ見て一歩ずつなら進めることが多いのです。もちろん、その一歩も進めずに苦しむ人たちもいるのですが、その時は長期に心を休める方策を考えなければならないだろうと思います。

ストレスをやり過ごすために

過食などの「症状」には、軽くなったりまたひどくなったりという波があります。それは当然で、発熱などの症状が強いか弱いかは体の病気が重いか軽いかの程度を示すものであるのと同じく、心が病的に苦しんでいることを示す症状としての過食の量や回数は、その時に心にのしかかっているストレスの強さの指標だからです。ストレスが弱ければ回数は少なく量も少なくてすみ、強いストレスになるほど激烈な症状（一度に食べる量も多く、何度も繰り返す過食）とならざるを得ないでしょう。人間が生きている限り、身の周りの状況は刻々と変化し、ストレスの程度も変化するから、症状としての過食などの程度は毎日のように変化します。進学や就職、さらには結婚や出産、育児といった人生の中での重大な出来事に伴う大きな波もあるでしょう。

学生諸君を見ていると、冬は、日が短く夜が長く、寒いし雪が降ったりして活動が難しくなるだけでなく、この時期には期末試験があり、進級が問題となってくるからつらいことが多く、過食がひどくなるのは仕方ないなぁと感じます。過食は夜にひどくなることが多いのですが、それも当然なのです。昼の間はいろいろ刺激があるけれど、夜になるとみんな寝静まっていき、一人で放り出されたような孤独感が強いストレスとなるからです。

拒食・過食症の人たちには完璧主義の人が多いから（なぜ完璧主義になるかは第4章に書く低い自己評価が関係します）、何とか過食が止まっていた人が一度でもまた過食をすると、「やっぱり自分はダメだ、何の価値もない人間だ」と思ってしまいがちです。しかしそれは間違いです。症状を引き起こすストレスには波があるのが当たり前で、それはその人の意志の強さや、まして価値とはまったく無関係です。

ストレスが強いときには、過食などで乗り切ればいいのです。過食に苦しみながらも少しずつそれを手なずけて大学を卒業し、学校の教員になった人が言っていましたが、校長先生に呼ばれて叱られたりすると、叱られながら「よーし、今日は食べるぞ」と心の中で考えてやり過ごし、勤務が終わると一目散にスーパーに行ってどさっと食料を買い込んで、その夜は食べ吐きをいっぱいやって、また次の日から仕事をする、ということでした。これなどはまさに生き延びる手段です。

人間は生きているといやでも知恵がついてきますから、そのようにして生き延びているうちに「日にち薬」という言葉が示すように時間が薬として作用し、大波小波が入り交じりながらあらわれる気分の揺れ幅が少しずつ小さくなります。そうやって、全体として緩やかに右肩上がりに楽になっていけばいいのです。過食症が治る（回復する）というのは、ふと気がつくとしばらく過食してなかったなと気がつく、また過食が始まってもまた過食しないですむ日があり、そんな過食のない期間が少しずつ長くなるという形で進むのだと、私は考えています。そんな時間を自分に許してあげてほしい、焦らずあわてず、ゆっくりやってください、と過食などに苦しむ人たちに伝えています。そういっても、みんな焦るのですが。

このことは特に家族などの周りにいる方々にもわかっていただきたいことです。最近は食べ吐きしなくなって治ったと思っていたのに、また始まってしまったと、家族の方ががっかりしてしまうことがあります。そんな姿を見せると、ただでさえ完璧主義で「やっぱり自分はどうしようもないダメ人間だ」と落ち込む人たちに、さらなるストレスをかけてしまいます。過食がひどくなったのを見たら、「今、強いストレスがかかっているみたいだ、いつもよりもっとしっかり見守ってあげよう」と思ってください。

けれど、そんなふうに長くかかるとしても、その時間を少しでも短くし、少しでも早く楽に生きていけるようになりたいと誰もが思うでしょう。そのためには、まず、よくなりたいという意思が必要だと思います。なぜ自分がこんなに苦しんでいるのかということを追究する心も必要でしょう。そして一番必要なのは、自分もここにいていいのだという思いを持てる場所や人間関係です。このことはこれから言葉を換えながら何度も書きます。

大切なのは「生き延びる」こと

そのように生き延びるための過食はしてもかまわないと、私はその人たちに言っています。誰だって苦しいときにはその時を生き延びる手段を持っていて、過食だってその一つです。周りの人に迷惑かもしれないという点では、みんなで行ったカラオケでマイクを譲らずに一人で歌いまくるのと似たようなものでしょう。過食してでも（同じような手段としてリストカットしてでも）、生き延びることが大切なのです。

さらにいうなら、自分の命を懸けるような拒食、吐くという非常な苦しさに耐えて続ける過食・嘔吐は（同じように、あからさまに自分を傷つけるリストカットも）、その行動で生きることの苦しみと必死に闘っているのだと私には感じられます（アルコール・薬物やギャンブルの依存が逃げる意味が強いのと違っています）。その強い意志と勇気に、私は感動するくらいです。

それゆえ私はその人たちに、「そんなことはかまわない、過食でもリストカットでも、やって生き延びよう、生き延びていれば生きていてよかったと思えるときが必ず来る、それを私は経験として知っている」と伝えています。その言葉は本当だと証明のしようはないけれど、その時は「死にたい、死にたい」と言っていた、その時期を生き延びて「生きてよかった」と伝えてくれた人たちがたくさんいるのです。

だから、過食してしまった人は、その時その自分をけっして責めずに、ぜひ「これで今日も生き延びられた、まあいいか」と自分に言ってあげてください（なかなか「まあ、いいか」とは言えないことは十分にわかっていますが、それでもそう伝えたいのです）。生き延びてさえいれば、生きていてよかったと思える日が必ず来ます。それを私は長くかかわった人たちを見ていて経験として知っています。

人間は死ぬとき（死がどうしても避けられないとき）に、自分はまだ生き足りないと執着を残してあがき苦しんだりせずに、「自分もよく生きた」と感じて死ねる、そう感じて安らかに落ち着いて死を迎えられることが、私にとっては生きる上で大切なことだと思っています。その私から見ると、どんなに過食が続くつらい人生を送っていても、最後に落ち着いて暮らせる日々が少しでもあれば、「自分もよく生きてきたものだ」と感じられるだけの波瀾万丈の出来事には事欠かない人生でしょうから、必ず幸せに死を迎えられるに違いありません。そして、そのような落ち着いて暮らせる日々に、生き延びていれば到達できるのです。

人生との「折り合い」をつける

摂食障害の人たちは何についても完璧を求めてしまうと私には思えることが多いのですが、生き延びて年齢を重ねていけば、自然に、苦しさの背景にあるはずの欲望に苦しめられることが少なくなってくるでしょう。そのように過ごしているうちに人生に折り合いを付けられるようになっていき、質のよいあきらめに到達していけるのだ、ということができるかもしれません。回復に至るために、この自分の人生との「折り合い」ということを、私は強調したいと思っています。

そのような折り合いをつける道をたどってきた人の例を紹介します。

あづきさんの回復

あづきさん（ペンネームです）は拒食症でひどく痩せていて、病院で血液検査のたびに入院した方がいいと言われていました。しかし「心の中が変わらないと入院して体重を増やしても意味がない」と拒否し続けていました。実際、血液中のブドウ糖の量（血糖値）もタンパク質の量も極端に低く肝臓の機能を示す検査値も悪くて、いつ倒れてもおかしくないと入院を勧められていたけれど、絶対に受け入れなかったのです。それでも診てくれていた医師はやむを得ず毎日のように点滴で多少の栄養を入れることにしていました（ふつうの点滴では水分とミネラルの補給はできますが、十分な栄養は取れないのですが）。その外来に行かないこともあり、医師には「言っても言うことを聞かないから、医者としてもはがゆいんだ」と言われていました。

そのように極端な拒食を起こすようになったのは、あづきさんの場合は結婚して子どもを生んでからでした。子どもは思うようになってくれないから子育ては強いストレスになることも多いのです。家は自営業でみんな忙しくて、周りの家族の協力を得られなかったのかもしれません。そのような中で、ある頃から私のところに、時々ですが、必死なメールを送ってくるようになりました。その頃のメールの言葉です（一つの文が長かったので、ところどころに読点を入れた以外は、もらった文章そのままです）。

血液検査で栄養状態が悪くて、とうとう強制入院の話しが出てしまいました。でも一週間だけ時間をもらって、自分で食べる努力をすることにしました。それでもう一度検査して数値が変わらなければ入院、数値がある程度上がれば今までと同じ外来で点滴と、土壇場のところにいました。入院は頭がおかしくなりそうになるので、絶対したくないんです。まして入院すると静脈からの点滴とかで、24時間点滴しっぱなしということなので、なおさらイライラしてしまいそうでいられません。それに入院しても、いっとき体重増やされて、家に戻ったらまた元に戻るのも分かるし。ならば食べるしかない、食べなければ死ぬだけのどちらかになる。

今、本当に生きていたい！　自分のために、子どものために、家族のために、それだけを今は考えて、食べてみようと思ってます。これでやってみて何か解決するものもあるかもしれないし、食べることへの感じ方も変わるかもしれないし、とにかく生きるために挑戦してみます。頭の中の治りたくない自分は今も存在してて、決意してもまだ邪魔をしてるけど、とにかく頑張ってみます。

いつも先生に「生きていて下さい！」とメールに書いて下さるので、どうしても今の気持ちだけ伝えたくてメールさせて頂きました。逆に心配かけることになってしまうかもしれないんですけど。朝、目がさめないんではないかと不安でいっぱいだったから。聞いてほしくて書いてしまいました。このあとはないと思って、食べて栄養をつける努力をしますので。あと、生きていることも約束します。先生も応援していて下さい。お願いします。そしてまた必ずメールします。

その頃のあづきさんにとっては、メールを書くことも生き延びる手段の一つだったのです。もちろんすぐに応援のメールを返して、そして1週間後のメールです。

血液検査をする日になっていたので結果の報告です。たんぱく質、血糖値、肝機能も改善されて、入院はとりあえずしなくてもいいということになりました。先生にもご心配おかけしましてすみませんでした。食べるのと、点滴の両方で努力した結果ですが、改善してほっとしています。今回、いままで出来なかった、食べたものを胃の中に置いておくという事は、自分にとって大きな前進にもなりました。ただ全部ではなく吐くときもたくさんありましたけども。それでも私にはいい方向にいったと思えます。やればできるんですね。この一週間努力した事をこれからも続けていこうと思います。値が上がったといっても、まだ正常値にはほど遠いので…。変な意味、すぐに入院していたらこんな前進はなかったから、挑戦してよかったと今は思えます。すごく怖くてたまらない一週間でしたけど…。これから頭の中の整理と体の改善の両方を、治るように努力を続けていきます。人に心配かけることもしないようにしなければなりませんね。まずは足を引っ張る自分と戦ってみます。先生のメールに力をもらえました。本当にありがとうございました。

しかしその後も見かけの姿はあまり変わらず、そのうちにミーティングにも来なくなりメールも途絶えました（そのように連絡がなくなるのは、その必要がなくなってきたという良い場合と、その気力もなくなった悪い場合の、どちらの場合もあります）。お達者くらぶミーティングの日などに折に触れて彼女のことを思い出して、どうしているのだろうか、ひょっとすると亡くなったのではないだろうかと思っていたのですが、5年後くらいにひょっこりとミーティングに顔を出してくれました。見かけはやっぱり痩せていたのですが、歩く様子はもう以前のようによろよろしてなくてしっかりしており、そして何よりも話しが力強く、生きる力が感じられました。高校生になった息子が自分の味方になってくれている、などと話していました。その様子に、私たちはまた勇気をもらえたのでした。

そしてまた5年くらい経って、この本にメールを載せさせてもらっていいですかと尋ねたら、喜んで認めてもらったのですが、「朝は家の工場の仕事をし、昼は社員の食事を作り、あとは事務職をしている」とのこと。夜は家族の食事を作ったりもしているでしょうし、そんなふうに一日中働いています。どこかで折り合いをつけて生き延びれば、こんなふうにもなれるのですね。

生き延びることができなかった人たち

摂食障害は言葉にできない自分の状態を訴える手段であると同時に、生き延びるための手段です。けれども、生き延びることができずに亡くなる方もいます。どのくらいの割合の人たちが死に至るのかは、摂食障害に苦しむ人たちがどれくらいいるのかという統計自体がはっきりしないから、まったくわかりません。医療機関で一度でも治療を受けた人の数ならどこかに出ているかもしれませんが、医療やカウンセリングにつながらなかった人たちはたくさんいるでしょうし、一時期ずいぶん苦しんだけれど、いつの間にかよくなっていった人たちだってたくさんいます。

しかし、摂食障害は死に至る危険性が精神科で扱う病気の中で最も高い、と専門にする医師たちは警告しています。大事なのは「亡くなる人たちもいる」という事実で、治療者はそのことを念頭に置いて受けとめなければなりません。

栄養障害の進行で

拒食の人が栄養不良で死に至ることがあるのは理解できると思います。私は拒食だって生き延びるためにしていると書きました。しかし、低栄養状態の体が風邪などに感染すると、抵抗力が弱くなっているために死に至ることは十分にあり得ます。特に、自分のことを理解してくれる人がいないという絶望感が加わると、抗議の意味も含めて拒食が強くなり、感染やその他の衝撃に対する生命維持の力が弱くなってしまうかもしれません。

過食の人でも、激しい嘔吐や大量の下剤乱用などで、拒食の人と同じように低栄養状態で亡くなる人もいます。私がミーティングなどで何度かお会いし、言葉を交わしたことがある方で、このようにして亡くなった方がおられました。大都市の自助グループのメンバーで、さらに故郷の町でグループを立ち上げたけれど、一緒に支えてくれる人が得られないままそのグループを閉じて、しばらくして一人暮らしのアパートでひっそりと亡くなりました（季節から考えて、風邪から肺炎を併発されたのではないかと思うのですが）。最後にお会いしたときには元気に挨拶してくれましたが、私はその風貌にもう老人のような雰囲気を感じ、お母様から亡くなったとのお手紙をいただいたときにそれを思い出して、命を燃やし尽くして亡くなられたのだと感じました。非常に高いインテリジェンスの持ち主だったのですが、それだけ自分のことをいい加減に許すことができなかったのではないかと感じられ、そのお手紙を慟哭の思いにかられながら読みました。

突然の心停止

過食症の場合には、この章の最初に紹介しましたカレン・カーペンターのように、頻回の嘔吐や利尿剤の乱用などで血中の電解質バランスが狂い、突然の心停止で亡くなる人もいます。私もよく知っている中にもそのように亡くなられた方がいます。大学を休学中の男性で、過食と家の中で暴れることで、自分が両親に愛されているのかを試し続けました。そのお父さん・お母さんは繰り返して福島お達者くらぶの家族ミーティングに参加されて、問題は自分たち自身にあることを認識され、すごく変わってくれました。ある時彼は（20歳を過ぎた男性なのだけれど）「僕はお母さんに迷惑ばかりかけてる、それでも僕はお母さんが大好きなのだけれど、こんな僕でも、お母さんは僕が好き？」と尋ねたのに対して、お母さんは何の迷いもなく「私はあんたが誰よりも大好きだ」と言ってくれました。そんなふうにして両親を試す必要はなくなりました。

そうすると、これからどのように生きるのかという一番大きな問題に直面したのでしょう（就職のことも大きな問題になったのだと思います）、過食はよけいにひどくなったくらいでした。そこで生活を立て直すための覚悟の入院中に、突然倒れて亡くなりました。入院しながら昼の間にアルバイトに通うことが決まって、明日その面接ということで張り切ってもいた、そんな状態でしたから、もう少しのところまで来ていたのにと、私も無念で涙が止まりませんでした。

そんなことがありますから、（利尿剤や大量の下剤などを使っている人ではどのような電解質異常が生じるか私には定かでないのですが）もし医師からカリウム製剤が処方されているときには、それだけは決められた量を欠かさずのんでください。他の薬、例えば抗不安薬などをのむかのまないかはそれぞれの人の判断だとしても、です。

自ら命を絶った人たち

自ら命を絶たれる方もいます。ある25歳の女性は、10歳頃に離婚して出て行ったお母さんに捨てられたという思いから過食が始まり、長い苦しみの中で、とりあえずその日をやり過ごすためのさまざまな行動やアルコールに救いを求めた時期も経たのですが、お父さんたちが変わってくれたこともあって、ずいぶん落ち着いて暮らすようになりました。お父さんは、「娘は自分たちに本当にやさしくなって、家族に安らぎを与えてくれるような存在になっています」と言っておられました。

また、最後に私がもらった手紙には、小学校のときの通信簿を見るとお母さんに愛されていたことが十分にわかったこと、お母さんはもっとつらかったのだと思うこと、いつも死にたいと思うのだけれど亡くなった＊＊ちゃんや尊敬する＊＊先生があなたは生きてくださいと言っているから頑張って生きていること、などが書かれていました。私も、「あなたはそこにいるだけで家族にも僕にも安らぎを与えてくれる人になっています、僕からも生きていてくださいと言います」という手紙を出しました。

ところが、そのたった1週間後にお父さんから電話がありました。「今、葬儀が終わったところです、娘の携帯に先生の名前があったので知らせておこうと思ってかけています」と、素面ではとても話せずにお酒の力を借りての電話でした。私は電話でお父さんと一緒に泣きました。何が彼女をふっと死の方に引き寄せたのかはわかりません。けれど、とても安らかな顔だったとのこと、彼女は薄れていく意識の中で、「自分もよく生きた、もうこれでいいんだ」と穏やかに自分を受け入れていたのではないかと、私は想像します。

自ら死を選ぶ人は、もちろんそのように穏やかな場合は少ないでしょう。絶望の中ですべての希望を失い、残っている最後の力で自分を楽にさせてあげるために死を選ぶ人たちの方が多く、ただただ胸が痛みます。

自殺にはある程度の力が必要です。例えばうつ病の人たちは自殺する可能性があるので注意が必要なのですが、うつ病の一番ひどいときには自殺もできず、自殺するのはうつ病のなりかけか治りかけてきたときです。だから、自殺は生きる力をまったく失ったためではなく、何かがその力を与えたときに起きてしまいます。摂食障害に苦しむ人たちにその力を与えるのは、絶望か怒りです。

ある人は両親に理解してもらえず、毎月の電話料が10万円近くになっていた携帯も取り上げられていたのですが（かけ放題の制度がなかった時代のことです）、最後の頼りだった付き合っていた人に別れを告げられて（その男性も支えきれなかったのでしょう）、悄然《しょうぜん》と帰ってくるときに通りかかった公園に公衆電話があったので「今から帰ります」と伝えようとしたのでしょう、家に電話したらいきなり「何してるの、さっさと帰ってきなさい」とお母さんに怒鳴られて、その公園で縊首《いしゅ》して亡くなりました。

最後に頼りにしていた人に見放されたようなときに、絶望や怒りが自殺に必要な力を与えてしまうのです。

「死にたい」は「生きたい」

私は「死にたい」という言葉を何度も何度も聞いてきました。そのようにあからさまな言葉を使いたくない人たちは、「私はもう逝きたい」と言ったり、あるいは「お空に帰りたい」と言っていた人もいました。

ある人はふつうに「行く」と書くべきときでも必ず「逝く」と書いていて、両親にそれだけはやめてほしいと言われていました。その人は本当に逝ってしまわれて、私はその連絡を受けて呆然と言葉を失ってしまいました。お空に帰りたいと言っていた人も、本当にお空に帰られました。そのお母さんが遺品を整理していたときに私からの手紙を見つけて、連絡をくれました。いずれも遠方の人で、直接にかかわれなかった人たちなのですが。

そのように「死にたい」と言う人たちがいるとき、家族など周りにいる人には、その言葉は本当は「生きたい」という言葉だと理解してほしいと私は思っています（真性のうつ病の人は別かもしれませんが）。ただ、その生きたい世界に手が届きにくいことに苦しんでいるのです。その「死にたい」という言葉を人の気を引きたいだけだとか、脅しなどとは、けっして思わないでいただきたいのです。「そんなに言うなら、やってみろ」なんて言うと、意地と、わかってもらえない絶望が強くなることとで、本当に自殺へと追いこんでしまうかもしれません。摂食障害の苦しさを理解してもらえない絶望と怒りで、実際に自殺する人たちがいるのです。

また、拒食の人に周りの人が食べるのを強要したり、あるいは本人がまったく納得していない栄養補給の手段を執ることによっても、まったく理解してもらえない絶望のあまり、死しか考えられなくなることがあるかもしれません。例えば、医師が「命は保証できません」と本人や家族に告げるような状態になった場合、中心静脈栄養法[*2]という必要なカロリーや栄養素を点滴で補給する手段を執る場合がありますが、私はその輸液チューブを（ふつうは皮膚に縫い付けてあるのに）何度やっても引き抜いてしまう人のことを家族ミーティングで聞きました。家族とすれば何があってもとにかく生きていてもらいたくて、「これを抜いたら死んでしまうのだよ」と言うのに、当の本人がそんな最後の命綱を引き抜くのは、死にたいからでしょうか。

けれども、それはけっして死にたいからではないと私は思います。それは、自分の体重や命までもが自分の心ではない誰か別の人の意思で支配（コントロール）されてしまっているという、その恐怖に必死に抵抗しているのだと思うのです。だから、例えば両親が、「たまたまこの世に一緒に暮らすことになった大切な大切な人であるあなたに、自分も一人の人間として、一緒に生きていきたい、一緒に生きていいてほしい」と、子どもを守り補導する立場としてではなく、お互いに独立の一人ひとりの人として心を通わせながら並んで生きていきたいのだということを一生懸命伝えれば、そのような栄養補給を受け入れてもらえるようになるのではないかと思っています。

ちなみに、その中心静脈栄養のチューブを引き抜いていた人は、その時は体重24キロにまで落ちていたけれど、お父さんたちが変わってくれたことで何とか生き延び、食べ吐きは止まらないまま高卒資格の認定試験で首都圏の大学に進学して、一人暮らしを始めました。お父さんたちは怖くて仕方なかったけれど、本人の希望を受け入れて、いつでも飛んでいけるようにしながら、必死に見守ったのでした。それからもいろいろありましたが、それから20年近く経ったつい最近、お父さんからメールをもらって、「娘は現在36歳で、なんと男子2児のママになって日々子育てに奮闘中、3年前にハワイで挙式を行い、まさかママになれるとは思いませんでした」とありました。

繰り返しになりますが、私も直接に会っていた人たちから「死にたい」という言葉を何度も聞いてきた、その「死にたい」というのは「生きたい」という心の裏返しの叫びなのだと理解しています。本当は「生きたい」のだけれど、ただ、その「生きるに値する世界を見出せない」、その絶望感の言葉だと、私はいつも感じていました。

しかし私は言います。「生きてさえいれば、生きててよかったと言える日が必ず来ます」この言葉が正しいか、それは証明のしようがありません。しかし、私に「苦しかったけれど、生きてて本当によかった」と言ってくれた人たちがたくさんいるのです（それが家族

＊2　中心静脈とは心臓の近く太い静脈のことで、そこまで挿入したチューブを通して高濃度の栄養物質を注入する生命維持手段です。

にも喜びを与えてくれます)。
だから、今は苦しくても、何としても生き延びていてください。今は生き延びるのが仕事です。といっても、そこまで生きていられなかった人たちがいるのが何とも残念で、心が痛むのですが。

他の人の力を借りる

自殺へと傾いている人たちを少しでも救おうとする「いのちの電話」というサービスがありますが、福島いのちの電話広報誌(2009年10月)に、当時は日本精神衛生学会理事長だった高塚雄介先生が「なぜ30代の自殺者が…」と題した文章の中で、次のように書かれていました。

大学生と自殺について話している場でこういう意見が述べられた。「自殺」というのは自己決定権のひとつの表し方ではないのか。我々は、子どもの頃から自己決定ということの大切さを叩き込まれてきた。尊厳死や安楽死もまた、自己決定権のひとつとして少しずつ是認されようとする現代社会においては、生存権と並んで、死を選ぶ権利も与えられて然るべきである、というのがその趣旨であった。聴いて私も一瞬どう答えるべきか迷った。[…中略…] 残された者の悲しみなどということをいくら説いても、「自分は自分、他人は他人と割り切るしかない」、「自分は他人のために生きているわけでない」と言われてしまいそうな気がする。

高塚さんはさらに、その背景について、次のように考えておられます。

今日の若者たちは、他人に助けを求めることはあまりしようとはしない。「自助型」の生き方を良しとする価値意識を刷り込まれて育った今日の若者たちは、何でも自分一人で解決しようとする。他人の援助を受けることは、甘え・依存ということになり、恥ずべきこととして拒否しようとする。それは今日の社会において自殺と並ぶ、大きな精神衛生上の問題とされる、ひきこもる若者たちも同じである。人に相談するとか、助力を受けるということに抵抗感を抱いているのである。今日の若者たちの意識には共助ということを重んじる感覚はあまり育てられてはいない。

しかし、「自殺も自己決定権である」という若者たちの言葉に対して、私は明確に主張します。「自殺する人は、死を選ぶほかないところに追い込まれているのであって、自由な意思や選択の結果ではない」ということです。すなわち、「自殺も自己決定権の一つであると主張するのは、それは強者の論理です」。そして、「弱者に対して思いを馳せるやさしさを持たないと、人との関係で成立しているこの社会の中で生きるのに、本当の幸せな人生はあり得ません」と私は思っています。

とにかく、「死にたい」と思ったときに、自分は本当は「生きたい」と思っているのだと意識してほしい。そして、そこで生き延びるために他の人の力を借りることは何も恥ずべきことではない、と自分に言い聞かせてください。その手を差し伸べる人は必ずいます。

実際には、手を差し伸べていたのに、どうしてもそれにつかまってもらえずに亡くなった人もいます。これは本当に無念です。治りたいという人しか救えないのだとはわかっていても、一生懸命差し出す手にどうしてもつかまってくれない人を見ているほかないのはつらいです。自分の人間としての力のなさを痛感してしまいます。

このように、私は「生き延びてさえいれば生きていてよかったと思えるときが来る」と書いたのですが、そこまで生き延びられない人たちがいることがいかにも残念です。そんな自殺をどうすれば少しでも防げるか、また第6章で考えたいと思います。

第2章

「医療」ができること・できないこと

私が最初の本を書いてから10年ほどの年月が経過したのですが、その間に拒食症・過食症を取り巻く状況は、医療の面も、経済状況などを含む社会の様子も、ずいぶん変化してきました。そして私自身が医師として働くようになり、摂食障害の人たちを患者さんとして、責任を持って対応していく立場に変っています。この章では、その新たな立場から、摂食障害を病気として見るかどうかや、病気として捉えた場合の医療など、摂食障害を取り巻く状況をいろいろな面から見てみたいと思います。

摂食障害は「病気」？「癖」？

まず最初に考えなければならないことは、そもそも拒食症・過食症は病気なのか——ということです。例えば、ある専門家の人たちは「これは癖のようなものですよ」と言い、過食などのことを嗜癖行動とまとめます。けれど、別の専門家の人たちは「これは病気だから、ちゃんと治療しましょう」と言います。そのように異なったことを専門家に言われたら迷ってしまうと思います。

私は医師として患者さんたちを診ているとともに、自助グループに近いところで摂食障害を見ていますから、どちらの専門家の立場もわかるのですが、これはどちらでもいいのです。癖だと言われた方が、「そうかこれは癖か、それなら仕方ない、ゆっくり矯正するほかないな」と考えることによって楽になれる人はそう思えばいい。「癖だなんて、先生は私の苦しさをそんなに簡単に考えているんですか！」と怒りを感じる人、あるいは「そうか、これは病気か、それでこんなに苦しいのか、それなら先生の言うように治療に取り組んでみようか」と思える人は病気と捉えればいいのです。

なぜ、「病気」として扱うか

医療の側からすると、精神療法でこじれた心を解きほぐすことが何よりも必要ですが、それには時間がかかるから、それまで少しでも楽になってもらうために薬を使いたい。また、入院を治療戦略としたいときもあります。入院してもらって、まずは命の危険の迫った体の治療に取り組まなければいけない場合があるし、混乱がひどくてとりあえず心を休ませるために入院が必要な場合もあります。もっと軽症の人に対しても、家族から離れる時間を作るために入院という手段を使うことがあるし、外来診療では短時間しか話す時間が取れないからゆっくり話す時間を持つために入院してもらうことだってあります。

それゆえ、「これは病気である」としておかないと、薬を投与できないし、医療保険が使えません。充実した取り組みで治療に当たる私費診療のクリニックがあるかもしれませんが、どうしても高額になりますから、できるだけ低額の治療費ですむように保険診療は重要です（ただでさえ過食にお金がかかっているのですし）。ちなみに、アメリカでは非常に高額の摂食障害専門の病院・クリニックが多く、医療保険ではカバーされないため、お金持ちしか摂食障害の治療を受けられないと聞きます。

薬の使用についてですが、薬でこの病気が根本的に治ることはありません。しかし、薬をうまく使って少しでも楽になることで、自分の心に向き合うことに足を踏み出しやすくなることは大いにあり得ます。だから私も患者さんたちには薬を処方します。拒食症・過食症の人たちには服薬を拒否されることも多いのですが、薬は実際に役立つ場合も多いので、受け入れてもらえるようにその意味をきちんと説明します。

だから何とか少しでも楽になりたいと受診してきた人については病気として扱うことになります。それには病名が必要になります。その病名としては、国際的にはWHO（国連保健機関）の作成したICD-10、あるいはアメリカ精神医学会のDSM-5などの診断基準に基づく分類が用いられます。

「医療」が必要のないケースとは？

しかし、摂食障害はすべて病気として治療しないと良くならないというわけではありません。周りの人たちに支えられているうちに、あるいは自分で苦しさを何とかやり過ごして生きているうちに、いつの間にか苦しかった頃のことを忘れたように、食べられるようになったり、過食しなくてもよくなっていく人たちはいます。私も何人かの学生諸君から「高校時代には食べ吐きしてました」と聞きました。その時には治まっていたのです。

それはあまりこじれた状態になっていない人の場合ですが、必ずしも医療のかかわりは必要ない人たちもいるのです。そのような人たちを見て、病気なんかじゃないと考える立場からは、摂食障害はどのように捉えられるでしょうか。

拒食・過食などの生きづらさを抱えることになるのには、次の四つの要因が関係します。

❶その人の持って生まれたもの
❷育った環境
❸時代の空気
❹重大な事故・事件への遭遇

この四つのうち、どれがどのくらい強いかは個々の例で異なっています。

❹の要因が大きかった例としては、第1章に衝撃的なメールを載せさせてもらったナナ

さんの場合があげられます。しかしその場合も、他の三つの要因は無関係だったのではなく、大なり小なり背景になっていました。❸の「時代の空気」というのは、後に第4章で深く考えるように、若い人たちは不安に満ちた時代に生きている、そのことが大きく作用していると私は考えています。そのため、同じものを抱えていても、親の時代なら何とか無事に生きられたけれど、今の時代に生きる子どもたちは苦しくなることも多いのです。

そして、❶と❷によって（❶の遺伝子で規定される要因の上に❷の育った環境が加わって）、その人の性格が形成されます。その❶と❷のどちらが摂食障害を起こす要因として大きいかというと、私は❷の方が大きいと捉えていて、「三つ子の魂、百まで」と諺にいう（三つ子というのは3歳児という意味です）、その3歳頃に育った環境の影響を最も強く受け、思春期までの子どもの頃に刷り込まれて固まってしまった性格となって、それ以後の修正は困難になります。

その性格を抱えて何とかうまく生きていくために、さまざまな「癖」が生じていきます。拒食・過食はその癖なのだという考え方もできます。次の節で詳しく考えるように、拒食症・過食症を起こしていく性格要因の最も大きなものは「自己評価の低さ」で、何をしても自分を「これでよし！」と認められない、そんな時に拒食・過食が生き延びるための手段となり得るのです。

それでは、それは百まで（死ぬまで）修正不可能な「性格」によるものだから、一生ずっと苦しいまま生きなければならないのでしょうか。そうではありません。ふつうに楽に暮らせるようになっていくことは可能なのです。「自分には（どうあるべきという自分ではなくて）ありのままの自分で受け入れてくれる人がいる」「自分には素の自分で生きられる場所がある」という、安心の経験を積み重ねていくことでそうなっていくのです。ただし、それは容易に得られない人たちも多く、しかも一度の経験ではダメで、何度も何度もそれを積み重ねていく、すなわち繰り返し学習していく必要があるため、時間がかかります。このことは私がこの本で強調したい、ぜひとも理解していただきたいことなので、これから何度も言葉を換えながら、さまざまな面から書いていきます。

そのような安心が身の周りで得られると、その安心を積み重ねていくことでしだいに楽に生きられるようになり、いつの間にかふつうに生活するようになっている人たちがたくさんいます。だから、医療の支援は必ずしも必要でない場合もあるのです。しかし、心に負った傷（トラウマ）が重かったり、基になる人間関係がこじれていたりする場合は、その手当てや、そこまでの人生の物語の整理に、専門家の知恵が役立ち、薬も助けになりますから、医療などの援助の手につながるのがよいと思います。

なお、医療での治療の有無にかかわらず、楽に生きられるようになっていった場合でも、性格は性格として続いて根本的に変わることはありません。学習したものでそれをカバーしているのです。それはいわば持っているものをそっとタンスの引き出しに片付けるようなことで、見ようと思えばいつでも引き出して見ることができますが、ふだんは目にすることも全然ない状態になります。そんなこともあるからでしょうか、摂食障害は良くなった場合にも「治癒」という言葉は使わず、「回復」(リカバリー)という言葉を使います。

拒食と過食は違う病気か?

性格と7因子モデル

拒食や過食は、述べてきたように、「症状」だと捉えることができますが、拒食と過食ではまるで逆方向の症状みたいです。拒食症、過食症は違う病気でしょうか。自分の抱えている苦しさを素直に外に出せないという点では拒食症の人も過食症の人も同じなのに、どうしてある人は食べるのを拒み、ある人はたくさん食べてしまうのでしょうか。それにはその人の性格ということを考えなければなりません。

人の性格に関しては、過去にたくさんの人がさまざまな理論を立て、いろいろな分類を試みてきました。それらの中で、私が最も理解しやすく納得できるのはクロニンジャー[*1]と

●遺伝的な影響が強い因子
新奇性追求
損害回避
報酬依存
固執

●育った環境で決まる因子
自己評価
協調性
自己超越

いう人が提唱する7因子モデルです。お互いに独立した七つの因子がいろいろな強さで組み合わされて人の性格を作っていると考えるのです。その七つの因子は上のようなもので、そのうち四つは遺伝的な影響をかなり強く受けるのに対し、三つの因子には遺伝的な要素はまったくなくて育った環境の影響によることが、双生児などの研究で明らかにされています。

これらのうち、摂食障害などの生きづらさを起こすことに最も強く関係するのは「自己評価」の低さだと考えられます。自己評価というのは、

＊1 クロニンジャー（Cloninger）はこの七つの組合せをパーソナリティーとし、それは「人格」と訳されることが多いけれど、ここでは「性格」と訳しておく方が日本語の感覚に合うと感じます。（この7因子の中で読んだだけでは内容のわかりにくい「自己超越」とは、宇宙とか神様など、人知を越えたものへの傾倒のことです。）

「自己尊重感」「自己志向」などとも表現されますが、自分という存在や自分の行動のあり方に対する信頼感といったものです。もう少し具体的にいうと、自分がそこにいることを「よし!」と思える、あるいはうまく行かないことがあったときに「まあ、いいか」と言える、そのようなことです。このことは非常に重要なポイントで、なぜ自己評価が低くなるかなどについてはあと(第4章)で詳しく考えますが、それは遺伝的に決まるものではなく、育ってきた環境の中でできていくものなのです。

この自己評価の低さが最も重要なポイントであるゆえに、回復はいかにしてその自己評価を高めていくかにかかっています(このいい方は正確ではなく、自己評価の高低は性格として大人になるまでに固まってしまいますから、「その低さをいかにカバーしていくか」というべきなのですが)。そのためには、ありのままの自分が受け入れられていると感じられる関係、自分がここにいてもいいのだと安心できる場所を獲得していくことが重要です。

一方、拒食になるか過食になるか、あるいは過食+嘔吐になるかなど、摂食障害がどのタイプのものになるかは、遺伝的な影響の強い因子の組合せ、すなわち持って生まれた性格傾向によって決まってくるところが大きいと考えられます。例えば、新奇性追求の性癖は弱く(すなわち、新しいものには飛びつかない)、損害回避の傾向が強く、固執も強い人は過食に移行しない純粋な拒食になりやすいのに対し、新しい物好きの人はダイエットなどに飛びつきやすく、そこで損害回避などの傾向が高いと嘔吐を伴う過食症に陥っていく可能性が高くなります。

ちなみに私はというと、毎日いつも同じものを食べていてもよく、誰かに「あそこの店の＊＊はおいしいよ」と言われても食べに行きたいとは特に思わないし（味がわからないためではありません）、観光旅行にも行きたいと思わない（仕事に絡む旅行ならどこにでも行きます）、新奇性追求の傾向のきわめて低い人間です。毎日の生活をただ淡々と続けていればそれでいいのです。「つまらない人生ですねぇ」と言われたことがありますが、これは遺伝子で決まってくるようなものだから仕方ないし（この点は父親と酷似しています）、人生はけっしてつまらなくはありません。摂食障害の人たちとかかわることは、いやでも刺激的ですし（刺激を求めてかかわっているのではまったくありませんが）。

こんな私がもし摂食障害を起こすとしたら、損害回避は強いし、頑固で固執もあり、きっと潔癖な拒食になったと思います。体は小さく力は弱く、だから（気は短いのに）ケンカもできず、父親には「お前はダメなヤツだ」と繰り返し言われて育って、子どもの頃は自己評価がかなり低かったから、その危険は十分にあったと思います（私は男性ですから、別の行動に陥ることの方が多いだろうと思われ、実際に仕事依存だったといえそうだし、今もその傾向はかなり残っています)。

幸い社会的に何とか適応してここまでやってこれたのは、そんなひ弱な人間だったのに、高校時代にまったく偶然にサッカー部に入ったことが大きかったと思います。サッカーがきわめてマイナーなスポーツだった時代でしたから部員はいつも11人ぎりぎりで、「お前の蹴る球にはトンボが止まる、いやチョウチョだろう」とか、「お前のジャンプは牛乳瓶一本しかない、いやヤクルト瓶だ」などと言われていた私でも部員でいることができたし試合に出ることもできた。そこで軟弱だった自分の殻を打ち破ることができて、少し自己評価を高められた(それをカバーできてきた)からだと思っています。

タイプの「分類」に意味はあるか?

摂食障害の人の事例を学会や論文で発表するような場合、DSM-5などの診断基準にしたがって、どのサブタイプかを明確にしなければなりません。しかし、医療関係者以外は、そんなサブタイプのことは気にしなくていいのだと私は思っています。拒食から過食へと移行する人たちはたくさんいますし、季節的に冬には過食の時期に入って全身を隠すような服装をするけれど、春になると拒食の時期に入ってミニスカートをはいてはつらつと歩く、それを何年か繰り返した人も私は知っています。拒食になるか過食になるかよりも、自分の抱えている問題を外に出せず、一番手近にある「食べる」ことに関係した行動で症状を出しているという、共通するところが重要な点ではないかと私は捉えています。

少し脱線しますが、アメリカの診断基準であるDSM-5では、食べ吐きの人は「神経性食欲不振症の過食・排出型」として、吐かない人（神経性大食症）とは別に、拒食の人に近く分類されます。私はこれに違和感がありました。私の知っている吐かない人には、吐かないのではなく（吐きたくても）吐けない人が多く、だから吐くか吐かないかは本質的な違いと思えず、体重で分類することも意味がないと思っていたのです。

その違和感の理由は、アメリカと日本両方のOA（overeaters anonymous：世界中に広がって、日本でもいろいろな町にある摂食障害の自助グループです）に参加したことのある、回復者といってよい人から教えていただいたことでよくわかりました。

アメリカのOAに集まってくるのは、ただ強迫的に食べてしまう人たちが中心だそうで、それは食べ吐きの人や吐かない人でも同じように強い痩せ願望を持っている人が多い日本のOAと違っています（もちろんアメリカでも日本でもどちらのタイプの人もいるのだけれど、かなり一方に片寄っているのです）。だから、アメリカのOAでは痩せることが回復の象徴であるのに対し、日本では生命維持に十分なくらいに太ることが回復である、といえるのです。そのようなわけで、吐く・吐かないにかかわらず強い痩せ願望を持っている過食症の人は拒食症に近く、（アルコール依存の人がやめられずに飲んでしまうのと同じように）ただ食べることに依存してしまう過食の人とは違っているとする、DSMの考え方は当たっているのだと思います。

精神医療の中の摂食障害

摂食障害に苦しむ人が病院・クリニックにかかろうとすると、年齢や症状によっては内科、小児科、婦人科などを選ぶかもしれませんが、多くの人は精神科か心療内科を受診するでしょう。それでは、摂食障害が精神科・心療内科の医療の中でどのように捉えられ、どのように治療されているかを見てみたいと思います。

医療機関を選ぶには？

その精神科と心療内科の違いは、扱う疾患（苦しんでいる状態）が精神（心）の不調だけなのか、それに実際の身体疾患（例えば胃潰瘍や喘息など）を伴っているかによるのですが、精神科というと受診のハードルが高いけれど心療「内科」ならば受診しやすいだろうと、精神科でも心療内科を名乗る（あるいは両方を名乗る）場合もあります。神経性やせ症の極端な痩せを身体疾患と見なせば、いかに栄養状態を改善していくかを考えるために心療内科が扱う方がよいと考える人もいますが、問題は精神的な葛藤が大きいことだから精神科の方が適していると考える人もいるでしょう。

そのように、精神科と心療内科は少し診療の対象が違っていますが、摂食障害はどちらの科にかかることもでき、自分に合うと思う方を選べばよい、合わないと思えば別の病院・クリニックを探せばよいと思います。しかし、そのどちらかにかかれば、それで何とかなるとはいえません。

精神科・心療内科でも、医師によってこの病気の捉え方がみんな違い、中にはまだ「摂食障害なんて甘えに過ぎない」と、説教する（説教しかできない）医師もいるようです。この病気を起こしてしまった背景などを理解しようとせず、力まかせにねじ伏せるように、ただ強い薬で押さえ込むことしかしない医師もいます。それどころか、摂食障害は専門でないからと受診を断る精神科医もいます。

精神科に来る患者さんたちは、どんな病気の人たちでも、初診のときには十分すぎるくらいに時間をかけて話を聴かなければなりません（だから、予約を入れていくときに、初診の患者さんが1日に何人も重ならないようにします）。しかしその後は、前回の受診以後の状態を聞いて薬の調整をしていくだけですむことも多く、特に精神科医療の中で最も重要といえる統合失調症の患者さんたちでも、慢性の状態になると1回の診察は5分ですむことが多いのです。たくさんの患者さんが押し寄せていて、ゆっくり話しを聴いている余裕もない状況の場合もあります。

しかし、摂食障害の人たちはそうはいきません。薬の処方だけですまず、最近の状態や思考の変化を聴かなければならないから、毎回の診察に時間がかかる。しかも、あとの章で詳しく見ていくように、摂食障害に苦しむことになったのは鋭い感受性のゆえであることが多いし、その上に他の人を（自分も）信じることが難しくなっている人が多いから、特に自分でよく勉強してきている患者さんたちには、医師の行おうとしていることなど見抜かれてしまって、簡単には信頼してもらえません。そして、怒りをぶつける言葉で責められることだってあります。だから摂食障害の人は断りたいと考える医師もいるのです。

医師は治療方法をどう選ぶのか？

摂食障害を専門として、この厄介な状態に苦しむ患者さんたちをきちんと受けとめようとする医師にとっても、摂食障害の治療はなかなか困難です。しかも一つの方法ではすまず、時期によってまったく違った治療法が必要になります。

生命に危険のある場合

拒食、あるいは過食・嘔吐で、生命の危険が迫るくらいに痩せが進んでいるときは、何よりもまず体重を増やす必要があります。そのような状態では、画像診断で脳を見てみると大脳が萎縮していて、まともな認知も考察も不可能で、どんな精神療法を試みても無効だからです。この場合は、鼻から入れた管を通して胃に栄養剤を注入するか、もっと重症の場合は、中心静脈栄養法で血管の中に直接に高濃度のブドウ糖（＋種々の栄養物質）を注入する治療法で、まずは体重を増やす（というより体力と思考力を回復させていく）ことが必要になります。

しかし、患者さんはそのような治療法に抵抗します。それは太ってしまうことへの嫌悪とともに、自分の身体や命までもが誰かに支配されてしまうことへの恐怖が強いのだと思います。それゆえ患者さんを何とか説得してその治療を納得してもらう必要があるのですが、そのためには単に必要性を理解してもらおうとするだけではほとんど効果はなく、治療者への信頼が大切なのだと思います。ところが摂食障害に苦しむ人たちは周りの他の人たちを信じることが困難になってしまっている人が多いので、その信頼を得ていくことはなかなかに難しい。その場合、粘り強く話を聴くことによって「あなたの味方なのだ、あなたに生きていてほしいのだ」とわかってもらうことが必要だと私は思っています。

自力回復を支える場合——認知行動療法など

そのようにして、とりあえず生命の危険を脱すると、次にはどうにかして食べられるように、そして体重・体力を自分の力で回復し維持することができるようになる治療が必要になります。これに薬は無効で、精神療法・心理療法が必要になってきます。その治療法として有効性が認められている（すなわちエビデンスがある）ものは少なく、認知行動療法、対人関係療法、ガイデッドセルフヘルプ、それに家族療法、などですが、それらもすべてのタイプの摂食障害に有効というわけではありません。

それらのうち、一般的によく使われているのは認知行動療法ですが、これは過食や嘔吐の背後にある自己嫌悪、寂しさ、怒りなどの感情を自分で見直し、対処法を考えていくための方法です。認知は個人の信念や価値観に基づく判断によって決まり、認知しだいで気分や行動が変わるから、認知を修正すれば行動に変化が起こり、それを通して気分が改善されるという理論に基づいていています。治療者と患者さんの協同作業で、過食・嘔吐と嫌な気分の悪循環を認識し、その悪循環を断ち切るための方法を考えていく。そのために過食の背後にある嫌な気分を、これまで最高に強かったときを100点として数値で表してみることなどで、自分の「思い込み」を和らげていくことができます。

体重が日常活動が困難になるくらいに低下しているときには、入院してもらって、最初に約束として、体重が何キロになったら家に電話してもよい、何キロになったら外出、何キロになったら外泊できる、そして最終的に目標体重に達したら退院ということを報酬にして、食べることに慣れていく方法がよく使われます。しかしこの方法を単純に使っても、心に抱えてきた生きづらさが変わらなければ、例えば過食症なら退院したその足でコンビニに寄ってすぐ前の状態に戻ったり、あるいは食べることには何とか慣れていっても別の行動（例えばリストカットや買い物など）あるいはアルコールに移行したりするだけです。

だから、機械的にこの療法を取り入れても根本的な治療にならず、その人たちの家族関係や育ってきた経過などを十分に頭に入れて、その苦しみを受けとめながらやっていかなければならない。そして認知自体の変化を図っていかなければならないのです。

それ以外の治療法についても簡単に触れておきます。

対人関係療法は家族や配偶者（付き合っている人）など「重要な他者」との「現在の」関係に焦点を当てて（過去のことは掘り下げないで）、効果的な自己表現やコミュニケーション力を向上させることによって日常生活でのストレスを軽減させることを狙う治療法です（詳しく知りたい人はその専門家である水島広子先生の本[*2]を読んでください）。

ガイデッドセルフヘルプは、❶生活リズムを整える、❷症状がどのような状況で出ているか把握する、❸過食症について正しい知識を身につける、の三点を柱に、ガイドブックを利用しながら、患者さんの取り組みを治療者が援助する中で、症状モニタリングの記録などから治療に使える鍵となるものを見つけていこうとする方法です（詳しく知りたい人は西園マーハ文先生の本[*3]を読んでください）。

家族療法には家族で同席する場を作って関係を見直していくなど、専門家によっていろいろな方法があるようですが、私は十分な情報を持ち合わせていません。

これらの治療法は有効だと証明されているとしても、医療の場でこれを応用していくには他の問題もあります。それは、この治療法は毎回かなりの時間がかかり、医師がそれを行っている余裕はないため、臨床心理士などのセラピストにそれを任せることにする場合が多いのですが、今の制度ではそのセラピストの給料などは病院の持ち出しにせざるを得ない――すなわち採算に合わないのです。この点は、ようやく心理療法の専門家を国家資格として認める公認心理士の制度ができ（2017年度頃からその教育が動き出し、

2018年から認定試験が始まりました)、この制度が本格的に稼働すると状況が変わるかもしれません。

「人生を支える治療」にマニュアルはない

そのような治療によって当面の生命の危険は考えなくてよくなった人たちでも、苦しさは続き、拒食や過食は止まらないのがふつうです。その人たちの治療はどうあるべきでしょうか。それには、その人の抱える不安を理解し、その人生を支えていく対応が必要になります。

拒食や過食を引き起こしている不安は、思春期の人たちでは、「大人になれるだろうか」であることが多いのではないでしょうか。だから、大人へと足を踏み出してしまえば、不安は消えていっていつの間にかよくなっていくことも多いのだと思います。それゆえ、どうしなさい、こうしなさいと指示するのではなく、そばでしっかり見守ってくれている人

＊2 水島広子『拒食症・過食症を対人関係療法で治す』紀伊國屋書店、2007年
＊3 西園マーハ文『摂食障害のセルフヘルプ援助』医学書院、2010年

がいるという安心感・信頼感を持ってもらえるように接して、その上で必要なときにつかまる手を差し伸べてあげるという対応がよいと私は考えています。

しかし、20歳代以上の人たちの不安は「自分はこの社会で生きていけるだろうか」という、時間を経過しても簡単には消えないものです。それゆえ、その人たちにはまったく違った戦略の治療が必要になります。それには心に抱えたものを言葉にしていき、それによって自分の苦しさの由来を理解した上で、自分にはありのままの自分で受け入れてくれる人たちがいることなど、安心の経験を重ねていくことが必要だと私は考えています（このことは大事なので何度も書きましたし、これからも繰り返し訴えていきます）。その過程で少しずつ就労など生きる方策を考えていくのです。

このような年代による対応法の違いについては、後ほど第5章で詳しく考えますが、いずれの治療法にも具体的な言葉のやり取りの仕方といった、有効性の証明（エビデンス）のある定番の戦術はありません。摂食障害の治療にはマニュアルが作られてきているのですが、この段階に至るとマニュアルは有効でなくなると私は考えます。

それは、その人がどうして摂食障害に苦しむことになったかを考えていくと、家族の状況一つをとってもあまりに違った背景を持っているからです。例えば、まったく同じように見える状態の人でも、お母さんが抱き留めてあげるのがよいのか、突き放してあげるべきなのか（具体的にいえば、一人暮らししているのを家に呼び戻してやるのがいいのか、家から出してアパートで一人暮らしさせてやる方がいいのか）――どちらをすべきかは人によってまったく違っており、一人の人でも時期によって変わるでしょう。それはマニュアルどおりには行かず、とても長い時間をかけて話を聴いていかなければ判断できません。

そのようなところで付け加えると、私の能力が低いからでしょうが、長くかかわってきている人に対しても判断を間違って「どうしてそんなことを言うのですか」と責められ、「ごめんなさい」と謝ることもよくあります。私を責める人は、責めても私が見捨てないかどうかを試しているのだと思いますから、私はそんなことではあきらめないのですが、責められるとやっぱりつらいし、謝るほかない鈍感さもつらいです。

（このような治療に関しての話題で、少し脱線するのですが）、今、医学部の学生たちは有効と証明された治療しかしてはいけないという Evidence-Based Medicine（EBM）の考え方をたたき込まれます。しかし、違った背景を抱えている患者さんたちに一律にＥＢＭに基づく治療をしても、そのことで患者さんたちは安心や満足を得られないでしょう。各個人が抱えている人生の物語（ナラティブ）を大切にした治療も必要だと、ＥＢＭに走りすぎた反省として Narrative-Based Medicine（NBM）という考え方が提唱されています。20歳代以上の摂食障害の人たちに必要なのは、このＮＢＭだと私は考えています（もちろん薬も使いますから、そこではＥＢＭを無視できないのですが）。

摂食障害をめぐる医療と社会的活動のひろがり

以上に見てきましたように、摂食障害を専門とする医師たちは日本摂食障害学会を中心にして、どのように治療を行うべきか研究を積み重ねてきて、精神科関係の病気の中で最も死亡率が高いといわれる摂食障害の人たちの命を何とか救えるようにと、マニュアルに基づく方策を立ててきました。精神療法のあり方については不十分なところはまだまだあるとしても、努力の成果が見えるようになってきているのです。

それは今はまだ摂食障害を専門とする医師たちの中に留まっているのかもしれません。これをもっと精神科医・心療内科医の全体に、さらには一般の内科医・小児科医にも及ぶようにしていかなければなりません。摂食障害のことを十分に理解した専門家といえる医師は非常に少なくて、そのような医師を見つけることができたとしても、その医師に診てもらおうと思えば数ヶ月先の予約しか取れないような場合もあり、一般の精神科や内科の医師にこの病気の全体像や治療の原則を知ってもらうことは非常に重要です。そのためには、誰もが求める情報にアクセスでき、この分野の治療をさらに前進させるためのセンターがほしいところです。

摂食障害治療支援センターの設置へ

国（厚生労働省）はいろいろな病気の先進的な治療や研究を、大学に任せるだけでなく、直轄のセンター（病院＋研究所）を作って推進してきました。例えば、国立がん研究センター、国立循環器病研究センター、国立長寿医療研究センター、そして国立精神・神経医療研究センターです。それに加えて、治療が困難だったり社会的な問題となる個々の病気については、難病に指定するなどして特別に扱うことも行われ、その医療機関が指定される場合もあります。

しかし摂食障害については中心となる医療機関がなかったので、日本摂食障害学会を中心に、医師たちが国にセンターの設置を働きかけてきました。その結果、２０１５年にそれがようやく認められて、摂食障害全国基幹センターが国立精神・神経医療研究センターの中に置かれました。そして、各地区のセンターとなる施設が募集され、現在のところ、宮城県摂食障害治療支援センターが東北大学心療内科に、千葉県摂食障害治療支援センターが国立国際医療研究センター国府台病院心療内科に、静岡県摂食障害治療支援センターが浜松医科大学精神科に、福岡県摂食障害治療支援センターが九州大学心療内科に置かれて、治療だけでなく相談や啓発などの活動を行っています。

私は学会などでこれらのセンターの活動を見聞きしてきたのですが、現在の活動は生命の危険が高い若い人たちの神経性やせ症についての啓蒙や支援に中心が置かれているようです。今や摂食障害は思春期の病気とは限らず、高齢化も進んでいる。その人たちにどう対応していくのか。そのサポート体制や研究は、まだそこまで手が回らない状態のようで、今後の課題として残されています。

摂食障害協会と非医療分野を巻き込んだ支援

このように医療体制は少しずつ前進してきています。しかし全国をカバーするには、基幹センター＋４ヶ所の地方センターではまったく足りません。また、これらのセンターは医療の側からの働きかけが中心で、自助グループや家族会など、回復のために大きな意味があるけれど、医療とは直接にかかわらない活動との連携などは活動に入っていません。

そこで、医療だけでなく社会的な活動を行っていくために、摂食障害学会の専門家の有志の人たちが中心になって、２０１６年に日本摂食障害協会が公的に認められた一般社団法人として立ち上げられました。その協会が中心になって、世界摂食障害アクションデイに呼応したイベントや、各地で講演会などを行っています。そのような場では、自助グループや家族会の人たちとも積極的に連携して、グループ活動を支援し、その力も借りていこうとしています。

この摂食障害協会のように、当事者（摂食障害本人）、家族、医療者だけでない支援者など、この病気にかかわるすべての人たちが参画して集まれる組織ができたことは、とても大切なことだと思います。

ただ、アルコール・薬物依存や引きこもりについては、当事者（本人）の会や家族会の全国組織があって、政府に働きかけて法律の制定にまで強く意見を述べているのに比べると、摂食障害の自助グループも家族会もまだまだ力不足です。だから、バランス的にまだ専門家としての医師の力が大きく、活動も医師が中心になり、その力に頼らざるを得ないのは仕方ないところです。しかし、以前のように摂食障害の自助グループ活動をうさん臭く見ていた医療者がかなりいた頃とは違った意識を持って、この摂食障害協会の活動を引っ張っている人たちが増えてきていることに、時代の進展を感じています。

薬物療法の捉え方

脳のことを考えて、薬を使う

現在、私は精神科医として、精神科医療の現場で働いています。その精神科医療の主流は生物学的精神医学に基づく医療です。すなわち、精神疾患は脳の生物学的な異常によって起こってくると捉え、その異常を薬によって調整していこうとする薬物療法が主流となっているのです。

それは、1950年代に種々の精神疾患に効く薬が次々に発見されたことによってもたらされました。それらの薬がなぜ効くのか、わからないまま使われるようになり、逆にそれらの薬の作用の研究から精神疾患の解明が試みられてきました。その後、薬は次々に新しい製品が開発されて、治療に使いやすくなっています。

そこに脳機能の研究の進歩が加わってきました。私は長く脳生理学を専攻してその最先端も追いかけてきたのですが、古いところでは半世紀くらい前に、快感がドーパミンを伝達物質[*4]とする神経細胞が働くことによって生じることが示されました。

それ以後にも、心は脳の機能状態そのものであると推察できる証拠が積み重なってきています。例えば次のようなことが次々にわかってきました。不安や恐怖は大脳の扁桃核という部位が働く学習によって生じること、さまざまな価値判断や意思決定や気分状態の変化に大脳前頭葉の異なった部分がかかわっていること、さらには愛着行動や母性行動などが脳内でオキシトシン[*5]が働くことでコントロールされていること、などです。

ですから、精神疾患は脳の機能の異常によって起こり、ある種の伝達物質の働き方を変化させる薬物を使えば、心の状態を変化させることができ、精神疾患を治療できると考えるのは根拠があるわけです。

しかし、ほとんどの精神疾患は具体的にどのような脳の異常によって起こっているのか、まだ解明されていません。少し勉強した人なら知っているでしょうが、統合失調症のドーパミン説も、うつ病のセロトニン説も、すべて仮説に留まっています。それらの疾患に有効な薬が対応する伝達物質の働きを調整する作用があることはわかったけれど、それなら

＊4　伝達物質とは、神経細胞のつなぎ目で放出されて、次の細胞に興奮を伝えたり、その興奮を抑制したりする物質です。

＊5　オキシトシンは分娩時に子宮筋を収縮させて陣痛を起こし、出産後は乳汁分泌を起こす、脳下垂体後葉ホルモンとして昔から知られていた物質ですが、脳内でも働いていることがわかったのです。

それらの薬を投与すればすぐに症状が改善するはずなのに、実際はうつ病でも統合失調症でも、薬を少しずつ増量しながら何週間かしてようやく効果を現すようになる。その理由など、謎はたくさん残っているのです。

そのような状況ですから、脳の何らかの機能的な異常によって精神疾患が起こることにはあまり疑問をはさむ余地はなくても、それを是正することをピンポイントで狙う治療はできません。それどころか、一般的な身体疾患のように、どこがどのように異常なのかを明らかにして診断することもできず、診断は症状からの推察でしか行えません。

それゆえ、そこでは操作主義を手段とせざるを得ません。操作主義とは、目的や価値にこだわらず、とりあえずコントロール可能な状態を維持しようとする態度のことです。精神医療の現場では、マニュアルにしたがって「これこれの症状がいくつそろったらこの病気」と診断し、マニュアルにしたがって治療を選択する、という診療方法になります。そのマニュアルの代表的なものが前述のＤＳＭで、改訂を積み重ねて今は第5版（DSM-5）が使われています。

心の中身は薬では変わらない

それでも、うつ病や統合失調症は、薬によって症状が改善するだけでなく社会復帰も可能になる、何らかの生物学的な不具合によって起こる「病気」です。それに対して摂食障害は、拒食でも過食でも、これは病気というより心に抱えることになった生きづらさ・苦しさを示す一種の「症状」です。だから、少し楽にしてくれる薬があるとしても、発熱を下げる解熱薬や咳を止める鎮咳薬のように、症状を少し穏やかにしてくれるためのもので、それによって根本的に治すことができるわけではありません。

その症状を起こす心の苦しさが、背景に「病気」があって生じていることもあります。例えば双極2型障害[*6]は摂食障害を伴いやすいことが知られています（それ以外にもアルコール依存なども伴いやすいのですが）。うつ病や統合失調症も生きづらさを引き起こすことがあり、それによって摂食障害が起こっている場合もあります。これらの病気が背景にある場合は、それぞれに効果のある薬を使わねばなりませんが、それによって過食などの症状も楽になる場合があります。

しかし、拒食や過食が育ってきた中で心に根付いてしまった強い不安や恐怖といったネ

＊6 双極2型障害は、調子がよすぎるくらいの少しハイな状態＝軽躁と、悪い状態＝うつのエピソードを繰り返すもので、躁うつ病＝双極1型障害とは異なった病気であることが1990年代の終わり頃に確立されました。

ガティブな心の状態（=情動）によって引き起こされている場合には、根本的にそれを治す薬はないのです。抗不安薬は一時的にその情動を抑えるだけ、あくまでもその時の心の状態を少し軽くするだけで、心の中身まで変えられるわけでないのです。

その心のありよう自体を変えて行くにはどうするか。それには（大切なことと思うので何度も書くのですが）自分にはありのままの自分で受け入れてくれる人がいる、その場所があるという安心を、繰り返し体験していくことが必要です。それは心が混乱した状態では不可能ですから、少しだけ落ち着くために薬を使うことは有効です。

それでは、摂食障害の人たちに使われる薬はどのようなものでしょうか。今の精神科医療は、（2ページ前に書いたように）操作主義のマニュアルにしたがって行われますから、このような症状があればこの薬を使う（あるいは組み合わせる）という選択が行われます。しかし、基本的に薬は症状に対して作用させるものでなく、脳に作用させるものであることを考えておかなければなりません。それゆえ、どの薬は脳のどこに作用するのかを意識しておくべきなのですが、ところがこれが単純でない場合が多いのです。一つの薬が複数の作用を持っていて、同じ範疇に分類される薬でも、その組み合わせが違っていることも多いのです。そして、連用したときにどうなるかを考えておかなければなりません。

治療に使われる薬

摂食障害の治療に使われる薬は大きく分けて二種類です。一つは抗不安薬と睡眠薬のグループ、もう一つは抗うつ薬・気分安定薬・抗精神病薬のグループです（それ以外に漢方薬なども処方されることがありますが、それについてはここで述べるだけの知識はありません）。

抗不安薬・睡眠薬について

抗不安薬・睡眠薬は基本的に同じ性質のもので、脳で感覚・運動の指令などさまざまな情報を伝えていく神経細胞を抑制する伝達物質（GABA＝ガンマアミノ酪酸）の働きを強めます（それとは違った働き方をする薬もごく少数あるのですが）。その大部分はベンゾディアゼピン系あるいはその類似の物質ですが、GABAの作用を受け取る受容体およびベンゾディアゼピンの受容体という神経細胞の表面にあるタンパク質にいくつかの型があって、脳の部位によってその分布が違っているために、抗不安作用の強いもの、睡眠作用の強いもの、そのどちらもあるものという違いがあります（抗痙攣作用の強いものもあります）。また作用時間が短いもの、長いものを使い分けることになります。

一般的には、この薬は非常によく効きます（ただし、消化管で吸収されて血中濃度が高まり、脳に到達するのに30分くらいの時間はかかります）。しかし問題点があります。長く使っていると、使わないと落ち着いていられなくなったり眠れなくなったりする、だからやめられなくなるという、依存性があることです。さらにまた、抗不安薬については、これを長期間使っていると、それ自体が特に対象のない不安（全般性不安障害）を起こすことがあるといわれています（長期間の飲酒によって起こる不安障害と同じ性質のものです）。

それゆえ、精神科医の中には抗不安薬の中でも非常によく使われた（今も使われている）エチゾラム（オリジナルの商品名はデパス）は絶対に処方してはいけないという人たちも多くいます。この薬はよく効く上に、抗不安薬の中では最も短時間作用性なので、繰り返して使うことになって依存を起こしやすいのでしょう。それでも私はこの薬を使うのですが、頓服としてしか処方しないことにしています（頓服というのは必要なときだけに服用することです）。ある人は不登校からやっと登校するようになったときに、遠足に行きたかったけれどみんなとバスに乗るのが怖かった、それでエチゾラムをのんだらバスに乗れたし、楽しかったと言っていました。私自身は（必ず気分が悪くなっていた）飛行機に乗らなければならないときに使って、快適でした。

睡眠薬も、眠れずに悶々と夜を過ごすと苦しくなるし、翌日の体調も良くないから、使って眠るのがよいでしょう。しかし、朝まで効くはずの薬をのんでいても途中覚醒が起こってつらいから何とかしてほしいという人たちがいるし、長期間ずっと使ってよいのかなど、処方する方としても対応に迷うことがよくあります。また、過食症の人たちの中には、頭が寝始めたもうろう状態で過食をしてしまうらしい、朝起きてみたら覚えていない食べものの袋や食器が散らばっていて気分が落ち込んでしまう、と言う人もいて、それでも寝る方がよいのか、判断が難しいこともあります。

眠れないと訴えたため次々に何種類もの睡眠薬が処方されて、私のところに来たときには4種類ものんでいた患者さんもいました。抗不安薬も何種類か投与されていました。しかし、そのように多剤投与しても治療効果は限定的で、厚生労働省は数年前から睡眠薬は2種類まで、抗不安薬も2種類まで、それらを合わせて3種類までしか処方できないことにしました。それ以上処方する医療機関には保険の支払いを少なくすることになったので、病院はその規制を守らなければなりません。

自分の状態や薬のことをよく理解してきた患者さんの場合は、抗不安薬・睡眠薬は使うか使わないかを自分で判断して、のんだりやめたりしてもかまわない薬だと、私は思います。ただし、その薬をのんでいるのかいないのか、処方する医師がしっかりと把握しておけるようにしておかないと、その後の治療方針を誤ることになってしまうので、コミュニケーションはしっかりとっておく必要があります。のまずにためておいて一気にのむ（大量服用＝オーバードーズ、ＯＤ）ことも心配で、私は自殺企図の心配のない人にしか処方しません。

抗うつ薬・気分安定薬・抗精神病薬について

もう一つの抗うつ薬・気分安定薬・抗精神病薬のグループは、基本的に医師の指示にしたがって長期に服用する薬で、患者さんが勝手に判断してのんだり止めたりしてはいけないものです。初めて使うときには少しずつ量を増やしていく必要のあるものが多いし、回復が得られて止めるときも少しずつ減量しないと副作用が出てしまいます。うつ病や統合失調症などの病気の人の場合は、絶対的にのんでもらわなければならないことが多く、服薬を家族に管理してもらう必要があることもあります。うつ病の場合は自殺の危険性があるし、統合失調症の場合はきちんと薬物治療を続けておかないと社会生活が不可能な状態に進行してしまうからです。

拒食症・過食症の人たちにこのような薬を使うことについてはどう考えるべきでしょうか。この場合、気分が落ち込んでつらい状態にいる人たちが多いから、その抑うつ状態に対して抗不安薬を使うけれど、治療が長期におよぶことが最初から予想される場合には、依存性を避けるために他の薬にしたい、そこで抗うつ薬を使うことが推奨されています。

抗うつ薬はセロトニンやノルアドレナリンといった脳全体の活動状態をコントロールする伝達物質の量を増やす薬です。特に1990年代からSSRI（選択的セロトニン再取り込み阻害薬）・SNRI（セロトニン・ノルアドレナリン再取り込み阻害薬）などの副作用の少ない抗うつ薬が開発され、うつ病以外の抑うつ状態にも気軽に使われるようになりました。しかし、（真性のうつ病の場合と違って）抑うつ状態については、これらの薬が効くかどうかは人によって違い、使ってみなければわからない、というのが私の印象です。ただし、効果はないように感じられていても、止めてみたら状態が悪化して、やっぱり効いていたのだとわかることもよくあります。

そのような薬だし、患者さんが勝手に判断してのんだり止めたりしてはいけない薬だから、使うことにするかどうか、患者さんとよく話し合う必要があります。薬をのむことをどうしても嫌う人もいて、本当はのんでほしいと強く思っていたとしても、説明しても納得してもらえない場合は、私は処方しないことにしています。この種の薬には本当の作用にプラセボ（偽薬）効果が加わるのがふつうで、納得なしにのんでもらってもその分だけ効果が減じてしまうし、のまされているという被支配感は逆効果になるからです。

双極2型障害の人は、調子のよい軽躁状態を本来の自分と捉えて、うつのエピソードのときに苦しくなって受診してくることが多いので、うつ病と思われることも多いのですが、抗うつ薬を使うとエピソードの交代が早くなるなど病状が複雑になるので、注意が必要です。「中学の頃から原因のわからないスランプの時期がありましたか？」、また（この状態は遺伝的な傾向があるので）「お父さんかお母さんの家系にそういう気分の波のある人がいますか？」などと尋ねて、慎重に診断します。その診断が付いたら、薬の必要性などは納得してもらえることが多いので、抗うつ薬でなく、気分安定薬[*7]を服用してもらいます。調子がよいと感じられる軽躁状態のときからのんでおく必要があります。

その双極2型障害でも、あるいはふつうの抑うつ状態でもイライラ感が強いようなときには、抗精神病薬を使うこともあります。抗精神病薬は統合失調症に使われる薬ですが、1990年代以後に開発された第2世代といわれる抗精神病薬は双極性障害などに使えることがわかってきました。抗不安薬を使うと依存を起こしてしまいそうなときには、抗精神病薬（統合失調症に使うよりもずっと少量）でうまくコントロールできることも多いので、その薬の名前を怖れずに受け入れてほしいと思っています。

薬に「期待」できることとできないこと

いずれの薬を使うにしても、薬の効き方は人によってずいぶん違っているので、医師と相談しながら、合う薬を選択していかなければなりません。医師に言われるままにのむよりも、その時の状態をきちんと伝えて、自分でもどんな薬が適当かを試していくという態度でいてもらえたらと思います。それは高血圧に対する降圧薬の選択の場合と同じで、私もぴったりと感じる薬に行き当たるまで、自分でも血圧を測り、専門家である循環器内科の医師と相談しながら、ずいぶん時間をかけたのでした。

具体的には——例えば処方されている薬が効かないと思われる、あるいは薬をのむとボーッとしてしまって生活に困るときは、その状態を正直に医師に伝えることを勧めます。伝えても何もしてくれず、よく説明もしてくれない医師なら、見限って別の医師のところに行く方がよいかもしれません。医師との相性もありますから、この人に任せてみたいと思う人に出会うまで何人かの医師と話してみるのがよい場合もある、と私は言っておきたいと思います。といっても、医師をただ不信の目でしか見ていない、あるいは逆にただ誰

＊7　気分安定薬はもともと抗てんかん薬として使われていたものが多いのですが、その中には妊娠中に使うと子どもに奇形を起こす可能性があるものもあり（ないものもあります）、それも妊娠が判明したときにはすでに最も危険な時期にあるため、若い女性の場合には薬の選択に注意が必要になります。

かにすがりつこうとして医師を変えていくのでは、良くなっていくことは期待できないですが。

実際に薬をのんでいて効いていると感じている人にとっては、それが止められるかどうかは大きな関心事でしょう。回復した人にはわかると思いますが、親でも友達でも医師やカウンセリングの先生でも、ひたすら頼りにしていたような人から、よくなってくると自然に足が遠のきます。それと同じで、薬も自然にのまなくてよくなります。具体的には、自分に自信が持てるようになれば、あるいは、生まれてきてよかった、幸せということがこの自分にもあるのだ、と思えるようになると、自然にのまなくてよくなるのです。

最後にもう一度強調しますが、摂食障害の場合、薬は症状を和らげるためのもので、薬では病気は根本的には治りません。それでも薬を使うのは、それによってちょっとでも楽になり、心に少し余裕ができることを期待するからです。心の傷に由来する苦しさを癒すことができるのは、人と人とのあたたかい心のふれあい以外にはないと私は強く感じています。人と心を通じ合うことのあたたかさを感じられるようになる、話を聴き心から共感してくれる人たちがいるのだとわかるようになるためには、苦しさにのたうち回っている心の中にほんのちょっとの余裕がほしい、それを薬の力を借りて作るのだと考えればよいと思います。

第3章 「依存症」としての拒食・過食

拒食症や過食症になって――なぜこんな苦しいことをしてしまうのだろう、なぜやめられないのだろう――と本人も家族など周りにいる人も思っているでしょう。やめられないのは、依存症の状態になっているからです。依存症とはどのような状態なのでしょうか。そして依存症といってもいろいろある中で、摂食障害にはどんな特徴があるでしょうか。それを考えるために、アルコールやギャンブルなどの典型的な依存症のことを少し紹介し、それらとどのようなところは同じで、どこは違っているかを考えてみることで、依存症としての摂食障害の姿を見ていきたいと思います。

なお、例えばアルコールなどの物質について、以前には「中毒」という言葉が（例えば「アル中」などとして）使われていました。しかし、中毒というのは、急性中毒や慢性中毒など、その物質の毒作用が身体機能に影響を及ぼしている状態のことで、やめたくてもやめられない状態のことは「依存症」として明確に区別されるようになりました。

身体依存と精神依存

依存症には身体依存と精神依存があることを考えておかなければなりません。強い身体依存を起こす典型的な物質はタバコのニコチンです。ニコチンはアセチルコリンという伝達物質の受容体に作用するのですが、その受容体は（脳内だけでなく）自律神経の中継点にある神経細胞にもあって、体の中に常にニコチンが入っているとその受容体の数が減少します。そのため、ニコチンがないと交感神経がまともに働かなくなって血圧が上がらずにボーッとしたり、副交感神経も働かなくなって便秘が起こったりします。その体をちゃんと動かすためにはニコチンが必要になる、それが身体依存です。

アルコール依存も、非常にひどくなると身体依存を起こして、手が震えて酒のコップが持てなくなったり、壁に虫が這っているなどの幻覚が生じたりします。そのような症状はアルコールを飲むと止まります。

そのように、身体依存もその症状を止めるためにその物質を摂取する欲求を起こしますが、アルコールや薬物をやめられなくなる最大の要因は、それらの物質が快感を起こしたり不安をやり過ごさせてくれたりすることによる精神依存です。すなわち、不快感や苦しさがあるとどうしてもそれを求めてしまう心の欲求です。それはある種の物質だけでなく、ギャンブルなどの行動も精神依存を生じさせ、それから離れることを困難にさせてしまいます。

拒食の状態が続くと、摂食中枢が低血糖に反応しなくなって、食べなければと思うようになっても食べられない状態になることがあります。それは一種の身体依存かもしれませんが、摂食障害はほぼ純粋な精神依存の状態です。

依存症とは――アルコール・薬物・ギャンブルを例に

アルコール依存症の場合

依存症の中で、まず最もポピュラーなアルコールについて考えます。アルコールは人生に欠かせない、人生をさまざまに彩ってくれるものですが、それに溺れて抜け出せなくなっている人たちも多く、そうなると人生はどんどんと真っ暗になっていって、最後は生命を奪われてしまうところまでいくことも多いという現実があります。何とかそんなふうにはならないでいたい、そうなりかけている人は何とかそれを止めて元に戻ってほしい、そのためにはどうすべきでしょうか。

アルコールは脳の抑制を外し、一般的には心を浮き立たせてくれます。そのために、多くの人たちにとってアルコールは楽しくなるために飲むものです。ところがそうではなく、今のつらさや不安感や、あるいはむしゃくしゃする気分をやり過ごしたくて飲むと、確かに酩酊するとそれを一時やり過ごさせてくれるという効果はありますが、酔いが醒めたあとはよけいにつらくなっていることが多く、そのつらさを忘れるためにまたアルコールしかなくなって、どうしてもそれを求めてしまい、それに溺れてしまうことになりがちです。

単なる大酒飲みとアルコール依存症の違いはどんなところにあるでしょうか。大酒飲みの人は次の日に大事な行事が控えているときには飲みませんが、依存症の人たちは、それが自分にとって大事なことであればあるほど、不安が強くなって飲んでしまいます。飲めば人生がよけいに苦しくなることはわかっていても、そのこともまたよけいにプレッシャーとなって、それもアルコールに走らせます。そこに悪循環が生じるのです。

アルコールは日常の場にあり、相当に飲んでいても、当座の体面さえ保っていたら何とか社会生活を続けられますから、状況が深刻になるまで周りにはわかりにくく、本人も依存症だと意識しにくいのです。それどころか、もう明確に依存症に陥っていても、本人はそれを認めず、「俺は違う」と言います。明らかな身体症状を呈してきても「自分はアルコール依存なんかじゃない」とまだ否定する人たちも多い、アルコール依存はそんな否認の病で、それゆえよけいに問題が深くなるともいえます。

アルコール依存の人のほとんどは「俺はアルコールをいつでもやめることができる」と思っていて、しかし断酒はせいぜい数日しか続かないで、一口飲むともうやめられなくなります。時には何ヶ月か、あるいは何年もやめられていても、「もう大丈夫だろう」「1杯くらいなら大丈夫だろう」と一口が連続飲酒につながってしまう、依存症者にとってのアルコールとはそんなものです。けっして油断できないのです。
それではどうするか、それは他の依存症とも共通するので、あとでまとめて考えます。

薬物依存症の場合

アルコールだと苦しさを忘れるところまで酩酊するのに時間がかかりますが、覚醒剤などの薬物だと早ければ数秒で苦痛は飛んでしまい、それに加えて強烈な快感が来ますから、その悪循環を起こしてやめられなくなる作用も強いものです。それゆえ、そのような覚醒剤や麻薬は法律で禁じられており、見つかったら刑務所行きです（初回だと執行猶予がつくことが多いのですが）。けれど、刑務所に入ったくらいでは絶対にやめられない、「俺はもう薬なんて使わないぞ」と誓っていても出所したその足で密売所に行ってしまう、それくらい誘惑力が強いのがこの種の薬です。

しかしもっと大きな問題は、薬に対する耐性が生じて必要な薬の量がどんどん増えてしまいますし、非合法なその薬物を手に入れるための借金で社会的にまともに生活していけない状態に陥ってしまうことです。そして、使い続けると最後には非常に強い脳の状態の変化を起こして、精神病と同じ状態になります。

そして現在、もっと怖ろしい状態を引き起こす薬物が出てきています。法律が禁じているのは特定の薬物（触法薬物）ですが、その化学構造を少し変化させると法律に触れない薬を作ることができます。そのように合成した薬物を乾燥させた植物の葉っぱにまぶしたものが以前に脱法ハーブと呼ばれたものですが、それを法律に追加するとまた新しい薬を合成するといういたちごっこが続き、そのたびに薬は強力なものになっていきます。しかも、それらの薬を何種類も混ぜ合わせたものが出回るようになって、一度吸引しただけで異常な脳活動を起こしてしまうものが多くなりました。それで悲惨な交通事故につながった事件がニュースになりました。

それらは、穏やかな快楽をもたらしてくれるものとは違って、まさに「〜やめますか？それとも人間やめますか？」という標語が当てはまるものです。しかし、そのような薬は「ダメ。ゼッタイ。」と言っても、それで止められるのはもともと使う危険性のほとんどなかった人たちだけ。そのような薬物の使用に走ってしまう人を止めるにはもっと違った対応が必要です。

また、苦しさをやり過ごすために使い始めた抗不安薬などの処方薬をやめられなくなった人たちもたくさんいます。苦しさが強くなって一度にのむ量が増え、そのような薬をためておいて大量に服用（オーバードーズ、ＯＤ）することもあり、それはただその時の苦しさをやり過ごしたいだけだとしても、残念ながらそのまま死に至ることもあります。そのような患者さんたちが救急車で運び込まれる救命救急センターの医師たちは、患者さんたちに求められるままに薬を処方している精神科医や内科医に怒りを持っている人たちが多いと聞いています。

それでは違法な薬に手を出してしまったり処方薬をやめられなくなっている人たちはどうするか、それもあとで考えます。

ギャンブル依存症の場合

このように依存症という言葉はアルコールも含めたある種の薬物から離れられなくなった状態に付けられた病名ですが、薬物でなくてもある種の行動がそれと同じことを起こすことがわかってきました。例えばギャンブルに溺れて抜け出せなくなる人たちがいますが、それはギャンブルの興奮やスリルを楽しんでいるのではなく、例えばパチンコの玉が踊っている間だけ、この世の煩わしいことのすべてを忘れることができるからです。しかしたいていの場合はギャンブルで生活はよけいに苦しくなって不安は増し、それゆえによけいにそこから離れられなくなって溺れていき、それに依存してしまうことになります。

国立の依存症治療機関である久里浜医療センターの調査では、ギャンブル依存症とその予備軍といえる人たちは成人の５％ほど、男性なら９％近くいる、すなわち５００万人以上の人がギャンブルに巻き込まれていると報告されていて、世界の中でも圧倒的に高い有病率です。アルコール依存症の約100万人と比べても、この数字の異常さが目立ちます。しかし、官民ともに危機感が見られないのは、この状況にあまりに慣らされてしまっているためでしょうか。パチンコで自己破産せざるを得ない人たちが毎年たくさん出ているのですが。

実は、日本は世界一のギャンブル大国なのです。法律ではパチンコをギャンブルとは規定していないけれど、あれはれっきとしたギャンブルで、その年商は約20兆円、トヨタ自動車の総売り上げに匹敵します。それに競馬、競輪、競艇、オートレースを含めると30兆円です。これが野放しにされているどころか、この上まだ統合リゾートと称するカジノの設置が認められました。

そんなことをしたらギャンブル依存の人たちはますます重症化することは目に見えているのですが、その設置を決めた人たちは金が儲かりさえすれば、税金収入が増えさえすればいいのだと思っているとしか私には思えません。だから、ギャンブルについては、国や自治体に頼ることはできません。自分たちで身を守るほかないのです。

ではどうするか、これもあとで考えます。

嗜癖行動――さまざまな行動も依存を起こす

アルコール・薬物やギャンブルについて考えてきたように、依存とは、本来は快楽であったり、利益を与えるはずのものが、その時のつらさや不安を忘れるための行動に転化されてしまって、そのためによけいに苦しくなってますます離れられなくなるもので、そのような依存に陥っている状態をアディクション、日本語では嗜癖といいます。依存、嗜癖は、元々は薬物について作られた言葉だったのですが、ギャンブルをやめられないのも正式に依存症と認められました。それ以外にも、同じようなことがさまざまな行動で引き起こされます。

ギャンブルも含めて嗜癖となりやすい行動を表にしてみました。

ギャンブル	勉強・運動	拒食・過食
ゲーム	世話焼き	買い物
暴力・虐待	ゴシップ・悪口	万引き
飲み屋通い	セックス	リストカット
痴漢・のぞき	携帯・メール	抜毛《ばつもう》

仕事　インターネット　おっかけ

これらの嗜癖行動の表の上列にあるものは男性が陥りやすいもの、下列は女性が陥りやすいものです。しかしそれらは明確に分けられるものではなく、パチンコに溺れて車の中に残している子どもを忘れてしまう女の人たちもいます。拒食や過食の男性もまだ少数だけれど間違いなく増えてきていて、男女のどちらが多いかというだけです。おっかけも、AKB48以来、男の方がひどいくらいです。それぞれの生活の中で最も取っつきやすいもの、自分を傷つける度合いが一番少ないものが、無意識のうちに、その場の苦しさを逃れるために使われるのです。

これらの行動は、アルコールも含めて、合併して見られることもよくあります。拒食症・過食症にはリストカットや買い物依存、さらには刑事事件にもなってしまう万引きを伴いやすいことを、関係者ならみんな知っています。万引きは過食症の場合は食べものから始まることが多いけれど、経済的な理由でもスリルを求めているのでもなくて、「自分を罰してくれるものを求めている」という、心の中に複雑に渦巻く無意識の思いも動機に混じっていることが多いと、私には感じられます。

自分を傷つける行動であるリストカットがなぜ嗜癖になってしまうのかは、不思議に思う人がいるでしょう。それは、心がモヤモヤとどうにも落ちつかないときに、腕にナイフを当ててスッと引くと、心がすーっと落ち着くのだと、みんなが言います。傷の痛みが脳の中で心の痛みを抑えてくれるのでしょうか。抱えているストレスが強いほど傷が多く、深くなります。リストカット以外の自傷行為も嗜癖になることがありますが、抜毛(「ぬけげ」でなく、自分で毛を引き抜く「ばつもう」です)もその一つかもしれません。ただ、これは無意識のうちにしてしまっていることも多いようです。

これらの行動がすべて嗜癖だというのではけっしてなく、ふつうに行われればまったく正常というものもたくさんあります。仕事はその典型で、仕事に集中することは大切なことです。しかし、面倒なことを考えたくなくて、それから逃れるために仕事に没頭していたら、それがその人の評価や利益につながると容易に依存を起こし、それから逃れるのが難しくなります。女性も責任ある仕事をまかせられることが増えてきている現在、女性の仕事依存者も増えてきています。

自分が不安を抱えているのに、他の人のことを心配して世話を焼こうとする人もいて、その世話焼きも依存を起こしがちです。盛んに人のゴシップや悪口ばかり話す人がいますが、それも依存と見るべき場合もあります。仕事も含め、いずれも自分の不安を見ないですませる、あるいは不安をごまかして生きる手段なのでしょう。

ネット・ゲームへの依存

インターネットへの依存は新しい、まだ対応法についての研究がようやく始まったばかりの問題です。パーソナルコンピューター（パソコン）だけでなく、携帯のスマートフォン（スマホ）でも利用できるようになって、問題となる使用が広がりました。

特に男性が陥りやすいネットゲーム（特に戦闘ゲーム）では、それ自体は無料アプリで遊べても、それに没頭しだすと次々に投資が必要になってくるものがたくさんあり、そうなるとギャンブル依存と似た様相になってくることもあります。さらに、何人もの人たちが同時に参戦するオンラインゲームでは、自分一人がそのゲームから降りることが難しくなります。このゲーム依存は、特に子どもや若い青年層で問題になることが多く、一日中ゲームを離れない引きこもり状態となり、それ以外はまったく関心を持たないネトゲ（ネットゲーム）廃人という言葉までできました。

女性の場合は、ラインなどのSNS（Social Network Service：フェイスブック、ツイッター、インスタグラムなど、次々に新しい形のサービスが出てきています）への依存が多いようです。それは仲間はずれにされないために、すぐに返事しようとすることで陥っていきやすいと思われます。

またＳＮＳへの依存は、家族関係が悪く親しい友人もいないため、ふだんは自分の心の中を誰にも話せない人が陥りやすいと思われます。匿名ですむ（特にツイッターのように数行の書き込みですむ）サイトだけには、自分の思いをぶつけやすいからです。それが炎上してよけいに傷ついてしまうことも多いのですが。

このようなネット依存は不登校やひきこもりと絡んでくることもあって、親との世代間摩擦の大きな原因にもなります。誰もがスマホ（スマートフォン）を使える時代になって、最初からネットのゲームやＳＮＳでの軽い言葉のやり取りに逃げる人たちが、苦しい拒食・過食よりも増えているのかもしれません。

実は、私もパソコンのゲームから離れられなくなったことがありました。私はパソコンに向かって仕事をしていることが多いのですが、ちょっと行き詰まるとゲーム（たいていは数分で終わるもの）を立ち上げてしまい、１ゲーム終わって「もう一度やりますか？」と質問が出たら、自分の意志とは関係なくYesを押してしまっていたのです。最後は目が血走ってきてもやめられないときもあり、やればやるほど苦しくなることはわかっているのにやめられませんでした。自分の仕事をこのままでやっていけるだろうか、これからどうすべきなのかと、生き方に迷いを生じていた頃で、その後、生き方を思い切って転換して止まったのですが。

もっとも、その私の場合は最後に（ほとほと情けない思いではあっても）「まあ、仕方ない、明日頑張ろう」と自分に言えました。それゆえ、これを「依存」というと、「まあ、いいか」と言えずに自分を追い込んでいってしまう本当の依存症に苦しむ人たちに叱られるでしょう。

もう一度まとめますと、依存は、本来は快楽であったり利益を与えるはずのものが、その利益によってその場の苦しさを生き延びるために使われることで起こります。それで生き延びることによってよけいに苦しくなって、よけいにそれに頼るほかなくなってやめられなくなるわけで、これはアルコールや薬物でも、拒食症・過食症やリストカットでも同じです。

何としても、止めるほかはない依存

私は第1章に過食やリストカットはかまわない、それをやってでも生き延びようと書きました。しかし、生き延びるためならどんな依存でもやっていい、というわけではけっしてありません。書いてきましたように、何事かへの依存は、薬物であれ、ある種の行動であれ、とりあえずその場のつらさや不安をやり過ごして生き延びる手段として役立つといっても、アルコールや薬物は単にやめるのが難しいだけでなく、体も脳も傷めてしまって長く生き延びさせてくれませんから、生きるためにはやめるほかないのです。

しかし、どうしても手を伸ばしてしまうことから抜け出すのは非常に難しく、たくさんの人たちが若くして亡くなっています。例えば本当のアルコール依存の人の平均寿命は52歳といわれていて、みんなが天才と認める有名人でもそのくらいで亡くなった人たちがたくさんいます。例を挙げると、12歳のデビューから歌謡界の女王として自他共に認める昭和の象徴であった歌手は52歳1ヶ月、暴力とギャンブル（競艇）もやめられなくて芸能会社をクビになった天才的漫才師は51歳11ヶ月で亡くなりました。たとえその時には飲むのをやめていても、アルコール性の臓器障害で身体が持たないのです。

それに加えて、アルコール依存はうつ病を併発しやすいし、うつ病であってもなくても、アルコール依存の人の自殺率は、厚生労働省が自殺予防の中心に置いているうつ病の人の１００倍だそうです。特にアルコールを睡眠薬の代わりに使うと、その睡眠の質は悪く、早朝覚醒を起こしたときに自殺衝動を止められなくなりやすいといわれています。中でもハードボイルドを表明する男が女性と別れて酒に溺れると自殺しやすく、『老人と海』のアーネスト・ヘミングウェイや、「（男は）強くなければ生きていけない、やさしくなければ生きる資格がない」という台詞を語らせたレイモンド・チャンドラーがそのような状態で自殺したと聞きました。それでも、依存から脱したあとで「アルコールがあったから生き延びられた、なかったら確実に自殺していた」と話す人もいます。

覚醒剤などの薬物依存の人の寿命はもっと短いということを聞いています。私が手紙のやり取りをしていた（摂食障害もあった）薬物依存の女性は、仲間に会ったときに「あの人はどうしてる？」と尋ねると「死んだ」という言葉が返ってくることが多いと言っていました。その人自身も亡くなったとお母さんから手紙をもらいました。まだ40代だったのですが。

それに、薬物依存の人たちは耐性が生じて増えていく薬を買うために借金を重ねるようになり、その金のために平気で人をだますようになって、人として社会に生きるのに必要な人格を失ってしまいます。この点ではギャンブルも同じで、何百万円どころか億の額の借金を作ってもやめられない人もいて、ギャンブルを続けるお金のために親にも友人にも平気で嘘をつくようになって、大切な人間関係を失ってしまう人たちがたくさんいます。

また、生き延びるためにはやってもいいと書いた過食とリストカットも生きる力を与えてくれなくなり、大量の処方薬を一気に服用するオーバードーズ（ＯＤ）が加わり始めると、それはけっして死のうとしているのではなく、苦しさや虚しさに襲われているその場をやり過ごしたいだけだけれど、生き延びることが難しくなります。そのようなオーバードーズを繰り返す人たちをどうしたらいいのか、医師としても、とても難しい問題です。

その人たちのほとんどは「死にたい」と言う、それにどんな言葉をかければいいのでしょうと、薬物依存の専門家である松本俊彦先生に尋ねたことがあります。答えは、「すごく難しくて、言葉に詰まってしまう。せいぜい言えることは『あなたには生きていてほしいと思っている人がいるんだよ』くらいで、けど『そんな人はいませんよ、親だって私が死ねばせいせいするだけです』と返ってくる、それに対して『いや、僕があなたに生きていてほしいと思っている』と伝える、そうして1週間ごとに外来で生きていることを確かめる」ということでした。

私も、話を聴くことになった摂食障害などの人たちに、「生きていてほしい」と心から思います。生き延びてさえいれば、「生きててよかった」と言える日がきっと来ることを、私はたくさんの人で見ているからです。

人間関係・恋愛への依存——共依存の泥沼

アルコール・薬物・ギャンブルなどとともに、もう一つ、何としても止めなければならないのは、恋愛も含めた人間関係への依存が起こす共依存です。

共依存は、典型的には例えばアルコールやギャンブルに依存する男とそれを支える女、引きこもって家で暴れる息子と腫れ物にでも触るようにその要求を聞いてやる両親、というような家族内の組み合わせに多く見られます。いずれもアルコール・ギャンブルに依存し、相手に対する暴力などにも依存する人と、「あの人には自分が必要なのだ」という神話を作って、その人を支え、その人のためにつくすことが生き甲斐のようになって、それに依存するようになる人（生き甲斐とまではいわなくても、その人のことを考えた行動が日常の最重要課題になる人）がいて、それがお互いの依存の悪循環を生じて抜けられなくなっている状態です。

その場合の支え役の人は、相手が依存症にはまったままでいることを可能にする役目を果たしていることにもなっていて、それをイネイブラー（英語の enabler：可能にする人）と呼びます。薬物やギャンブルの借金を、家族を守るために親が払ってやる場合も、容易に共依存になりますが、この子どもの借金を支払う親も典型的な enabler です。親が肩代わりする際の説教に対して「もうしない」と誓うとしても、依存症はそんなことで止められるものではなく、同じことが繰り返されるだけです。

依存と支配——何が支配欲求を起こすのか？

実は共依存はお互いに依存するだけでなく、一方は身体的・精神的な暴力で相手を支配し、もう一方は実際に自分がいなければ生きられない状況を作って相手を支配する。すなわち、ともに依存といいながら、ともに支配しあう関係を生じて、その支配の悪循環を起こしてしまっています。このように、相手を支配して、それで自分のプライドを守ろうとする、それを双方がやり合うから、止められなくなります。

その支配欲求を起こすものは、その人自身の持っている不安です。例えば子どもに幸せのレールを引いてその上を走らせてやりたいと考える親がたくさんいますが、それは子どもをコントロールしたい、もう少し強くいうと支配したいのであり、そのコントロール欲求・支配欲求は、自分自身が意識できていない不安から出てきているのです。10・20代の人たちも、付き合っている人の携帯の着信・発信記録やメールをチェックしたいと感じたり、実際にチェックしてこれは誰だ、どういう関係だと責めたくなる人がいるでしょう。それはまさにコントロール欲求であり、不安がそれを引き起こしているのだと知ってほしいのです。

このように、一人では生きにくい人が誰か他の人を単に頼りにするだけでなく、その人間関係に依存している状態になっているときは、人はその人に頼りながら、実はその人を巧妙に支配していることになっています。頼られている方の人がそのことを理解した上で頼らせてあげているならいいのですが、たいていは無意識です。その関係が他人の場合は、頼られている人の方に怒りが蓄積し爆発して終りにすることもできますが、恋愛関係ではそうならずに共依存に陥りがちです。家族では爆発しても関係を解消することはできないから、子どもを、あるいは親を殺すところまで行ってしまうことも多々あります

「不安」に気づき、支援の手につながる

共依存の泥沼から抜け出すためには、その支配欲求の背景にある自分の不安に気づき、ごまかさずにそれに向き合う勇気が必要です。しかし、それは非常につらい仕事で、一人で行うのはきわめて困難です。

結局、その共依存の悪循環は家族（あるいはそれに類する関係）の中では絶対に止められず、誰かが無理やりにでも介入して、当事者たちに割って入らないと止められません。そのためには、まず当事者のどちらかがその介入してくれる人のところに相談に行かなければならないのですが、精神保健福祉センターや保健所がその相談場所になっていて、そこでは薬物やアルコール依存症の家族教室が定期的に行われていたり、適切な援助者を紹

介してくれたりします。薬物やギャンブルで借金を作ってしまった場合、借金は本人に返させるか、自己破産させなければなりません。

特に誘惑力の強い薬物依存の場合は、例えば刑務所から出てきてもけっして家に入れてはならず、各地にできているダルクなどの施設に相談しなければなりません。親は子どもを守ってやりたい気持ちを慟哭の思いで断ち切り、家に入れれば共依存関係がすぐに再現して親・子のどちらも絶対に幸せになれない、追い返すほかないのだと理解しなければならないのです。薬物依存は、そんな厳しい世界です。

アルコール依存の男性に殴られる女性の場合、ある女性は複数の骨折で入院した病院の医師が離婚しないと退院させないと迫ったことで別れる決心ができましたが、そのままだと殺されてしまうことにもなりかねない、そうなる前に逃げ出さなければなりません。その逃げ込む場所、シェルターが各地に作られています。私の暮らしている福島では県が運営する施設しかありませんが、大都会では民間で運営されているシェルターもあって、そのようなシェルターに相談すれば、親身に対応してくれます。

そのようなさまざまな依存症からどうすれば回復へと踏み出していけるのでしょうか。まず大切なのは、自分が陥って、生活を困難にしている状態が依存症であることを理解し、それを認めることです。アルコール依存について、これは否認の病であると書きましたが、そのように「自分は依存症なんかじゃない」と否定している限り、どんどん深みにはまるばかりで、けっして回復することはありません。

それを認めたところで必要になるのは、よくなりたいと心から願うことです。回復への強い思いがない限り、誰も助けてあげることはできません。いろいろなところから差し出されている手に自分からつかまらない限り、水に溺れてもがいているような状態から引き上げてもらうことはできないのです。

自助グループへの参加

しかし、自らの依存症のことを認め、よくなりたいと心から願っても、自分一人の力で回復の道を歩んでいくことはほとんど不可能です。依存症の誘惑は強く、少しでも不安やつらい状況に出会うとすぐに引き戻されるのです。そこで必要になるのは一緒にいてくれる人、特に同じ苦しみを抱え、一緒に歩んでいく仲間の存在です。仲間の存在が安心感と、歩いて行く勇気を与えてくれます。その人たちに出会える場所が自助グループです。

依存症からの回復には自助グループが大きな力になることを多くの人たちが認めるようになりました。特に誘惑力の強いアルコールや薬物については、いかに優秀な専門の医師にかかることができたとしても、自助グループへの参加が絶対的に必要で、専門の医師たちは必ずグループに参加するように勧めます。

アルコールについては、AA（Alcoholics Anonymous：無名のアルコホリークたち）と断酒会という、性格の異なった二つの系統の会があって、各地方で定期的にミーティングを行っています。そのどちらでも自分に合うと感じる方に参加すればよいのです。

このうち、ＡＡは世界中で広く行われていて、「私たちはアルコールに対し無力であり、思い通りに生きていけなくなっていたことを認めた」から始まる12のステップにしたがって回復を進めていきます。日本でも１９７０年代から始まって各地にＡＡグループがあり（大都会だと気の合う仲間が集まって複数のグループが次々に作られています）、いつどこでミーティングが行われているかは、ＡＡのセントラルオフィスに連絡すれば教えてくれます。

そのＡＡのやり方を継承して、それ以外の依存症、例えば薬物依存やギャンブル依存、摂食障害、買い物・浪費・借金依存の人たち、家族関係の中で傷ついてきた人たち（後に説明するアダルトチルドレン）など、さらにはそれらの家族、それぞれのアノニマスグループが各地にあり、それぞれに応じた12ステップによる回復を目指した集まりが行われています。その12ステップには少しキリスト教的な色合いのある文章があって、それに違和感を持つ人たちが独自の自助グループを作っている場合もあります。

自助グループのミーティングには、本人たちしか参加できないクローズドと、誰でも参加してよいオープンミーティングがあります。私は後者のミーティングに（摂食障害以外のアルコールやギャンブルのグループに）時々参加しますし、臨床心理の大学院生たちにも参加してみることを勧めていました。心理臨床の仕事を目指す人たちには、依存症には回復がある、そのイメージを持ってもらいたいためですが、私自身については、仕事のことばかり考える生活では依存症に至ってしまうことを忘れず、心を新たにしたいためでもあります。

アルコールや、特に薬物という誘惑力がきわめて強い依存症については、自助グループの集まりだけでは力が足りない場合、共同生活の施設が必要になります。マック（MAC=Maryknoll Alcohol Center：アルコール依存からの回復者であるメリノール宣教会の神父によって始められました）と呼ばれる施設や、薬物依存についてはダルク（DARC=Drug Addiction Rehabilitation Center）が全国各地にあって、互いに連絡を取りながら、医療でも警察や刑務所などの司法でも手を差し伸べきれない依存症者の回復への力になっています。

茨城ダルクの創設者で、各地でダルク創設の力となり、今やこの世界の象徴的存在の一人である岩井喜代仁さんは、もとは覚醒剤を売っていたやくざの親分で、自分も依存に陥ってしまったところからダルクで回復した人ですが、彼が「薬中（薬物中毒者）の行くところは刑務所か死体置き場か、それともダルクしかない」と話すのは迫力があります。今は国もダルクの意義を認め、薬物依存症者の多い刑務所にダルクの人たちが回復のためのメッセージに行ったり、一部執行猶予の制度で出てきた人たちを引き受けたりしています。

自助グループは傷の舐めあいか？

なぜこのような自助グループが必要なのでしょうか。

人が心安らかに生きられるためには、どうあるべきという姿ではなく、自分はありのままの姿で受け入れられている、ここに居てよいのだと感じられる場所や人間関係が必要です。特にそれを家族内で得られずに苦しむ人たちの場合は、自助グループがそれらを与えてくれる場所になります。

「自助グループなんて傷の舐めあいにすぎない」と言う人もいますが、集まってくるのは何しろみんな自分が生きることに精一杯の人たちですから、そんな傷を舐めあっているような余裕なんてありません。自助グループを成り立たせているものは「慰めあう」という甘いものではなく、どうにも隠したり繕ったりすることができなくなった自分のぎりぎりの姿を率直に見せたときに、聴いていた人の心に生じる共感です。私が深くかかわったある人の言葉ですが、「本で読んだりテレビで見たりするのではない、目の前にいる人が語る生々しい現実が心に流れ込んで自分に重なったところに、強い共感が生じた」という、その共感が積み重なったところに初めて「私は孤独な人間でない、この人たちと同じ感覚を持って、同じこの世界に生きている」という安心が生じます。

その共感と安心感、そして、何かあるごとに揺れ動きながらも、共感と安心感が積み重なって生まれる「自分もここにいていいのだ」という思い、それがグループを成り立たせていて、それが参加する人たちに絶望の淵から生き直す勇気を与えてくれるのです。

摂食障害の自助活動――その流れと現在

それでは摂食障害の人たちの自助活動はどうなっているでしょうか。自助グループとしての活動は1990年頃から始まりましたが、その始まりには二つの流れがあるようです。

一つは、他に自助グループがないからAAに参加していた人たちの中で、摂食障害の問題を抱えた人たちが集まって独立していったと思われるOA（Overeaters Anonymous）です。AAでは（再飲酒した人も排除はせずに仲間として受け入れるけれど）完全な断酒を目指すために厳しい雰囲気がある。それに対して摂食障害では、過食症の場合でも食べることを完全に断つことはできませんから、少し異なった（甘い？）雰囲気になることもある、その自分たちのミーティングが必要になったのだと思います。OAミーティングの12ステップによる回復に共感した人たちが、自分の住んでいる町で仲間を集めてミーティングを始めたグループもできていきました。

もう一つは、依存症についてのカリスマ的な精神科医である斎藤学《さとる》先生のもとでの集まりから自助グループとして独立したNABA（日本アノレキシア・ブリミア協会）から始まったと考えられる流れです。こちらでもNABAの東京でのミーティングに参加した人が自分の住んでいる町でミーティングを立ち上げたグループもあります。そのような影響を受けたこともあるのでしょう、各地方で依存症を引き受けていた病院やクリニックで行われていた集団精神療法が自助化していったグループや、回復へと足を踏み出した人たちが仲間を集めて各地方で立ち上げていったグループもあります。

この流れでは、本人のグループだけでなく、家族会もできていきました。病院などで行われている家族会は医師あるいは援助職者が運営しているサポートグループで、「摂食障害とはどんな病気か、子どもたちにどのように接したらよいか」を教えていく教育的な治療ミーティングが多いけれど、そこに自助的な意味が加わっていくことがあり、さらにそこから自立して自助グループとして活動するようになることもあります。

そのようにいろいろな出発の仕方のグループがあって、それぞれにミーティングのあり方や雰囲気が違っているようです。ＡＡから始まるアノニマスグループでは「言いっぱなし、聴きっぱなし」という原則があります。他のメンバーが話すことをただひたすら聴いてコメントなどの口を挟まない、そして聴いたことはその場に置いて帰って他所では話さない、という約束です。それは心の奥に秘めていて人には言えないプライベートな経験

＊1　次のようなところを検索してみてください（最後のものはサポートグループも含んだ家族会のリストです）。
http://future-butterfly.net/kihon/self_search.html
http://peerful.jp/group-info
http://www3.grips.ac.jp/~eatfamily/familylist.html

が話される自助グループとして重要なことですが、それでもそれだけでは雰囲気が硬くなってしまうので、一通り終わってからはお互いに雑談することも多いようです。そして摂食障害では、もっとお互いにざっくばらんに話し合うことにしているグループもあると聞いています。

全国でどのようなグループが活動しているかは、いくつかのサイト*1（前ページ参照）で検索できます。自助グループや援助者がホームページに自助活動を行っている本人や家族のグループを検索できるページを掲載してくれているのです。

「福島お達者くらぶ」の試み

私がスタッフに加わっている福島お達者くらぶは、医師、看護師、心理士の有志数人がスタッフとして運営にあたっているサポートグループです。１９９０年代に入った頃、拒食症・過食症の患者さんたちが増えて対応しきれなくなった精神科医たちが、集団精神療法を兼ねたグループミーティングを行うことにし、ＮＡＢＡのミーティングを見学させてもらって活動を始めました。この「お達者くらぶ」という老人クラブのような名前は、ミーティングが始まって間もない頃に、参加していたまだほとんどが10歳代だった本人たちがつけたものです。

それから四半世紀以上、スタッフは転勤などで入れ替わりながら、毎月1回だけのミーティングですが、一度も欠かさずに行ってきました（あの2011年の3・11大震災の翌日も開きましたが、2人のスタッフ以外には誰も来れませんでした）。それは、決まった日時に決まった場所に行けば必ず仲間やスタッフに会える、という信頼感を大切にしてきたからです。

そのように自助グループではありませんが、本人ミーティングではスタッフは受付などの事務的な役割だけを行って、自助グループとしての雰囲気を守ってきました。しかし、言いっぱなし聴きっぱなしでは参加者の話しが独白（モノローグ）になってしまいそうな状況が生じてきました。そのため、今はスタッフも加わった対話（ダイアローグ）形式のミーティングにしているのですが、そこでも自助グループのように自由な発言が確保されるように気を配っています。そして、自分ではどこかでわかっていたけれど、なかなか言葉にならなかった思いが、対話の中で自然に言葉になって引き出されてくる、そのようなミーティングになるように心がけています。

その本人ミーティングと並行して、隣り合った部屋で家族ミーティングを行っている、それが福島お達者くらぶの特徴です。これは全国で私たちが最初に始めた形です。

その家族ミーティングの方はベテランのスタッフが司会して、聴かせてもらった言葉にコメントすることがあります。それは、「うちの子は甘えているのだ、殴ってでも言うことを聞かせなければならない」というような、事情をまったく理解できていない親が時にいたりして、「それは違うのですよ、甘えることができる人は拒食症や過食症にはならないのですよ」と言わなければならないときがあるからです。また、初めて参加した人は涙を流しながら話すことが多いのですが、その人たちは何度も参加している人たちが苦しい経験も笑いながら話していることに違和感を持ち、自分の来るべきところでないと感じて、もう来なくなるかもしれません。そんな時に、「この人たちも最初はみんな涙で話していたのですよ」と言ってあげる必要があります。

「家族ミーティング」による成長と変化

家族ミーティングでは心に抱えた苦しさとして、今まで誰にも話せなかった子どもの様子から話す人が多いのですが、スタッフはその子どもにどう接すればいいというような教育的な話はしません。しかし、他の人たちの話しの中から自然にそれが見つかっていくことが多いのです。生々しく心に迫るその話しの中で、単に自分の子どもの病気のことを理解するだけでなく、なぜそのようなことになってしまっているか、子どもが何を訴えようとしているのかなど、さらに家族環境全体の影響や子どもの完璧主義などの性格特性にも気づいていきます。

そうすると、特に母親は自分のせいだと過剰に自分を責めていたのが少し楽になります。さらに、子どもが少しずつ回復していることにも気づいて希望が芽生え、見通しが持てるようになっていきます。そして大きいのは、他の参加者の話しを聴いて、自分だけが孤独で異常な人間でないことを理解し、「苦しんでいるのは自分だけではない、ここにいる人たちはみんな仲間なのだ」と知ることでしょう。

そのようにみんな仲間だと感じさせてくれた、強く思い出に残っているミーティングの場面を書いておきたいと思います。あるお父さんが話されたことです。「東京にいる大学生の息子が電話してきて、苦しい、死にたいなどと話していたのが、『もうダメだ』と言ってぷつんと切れました。びっくりして、仕事を人に任せて新幹線で飛んで行って、アパートに飛び込んだら息子はきょとんとした顔で『なんで来たの?』と言うから『もうダメだと言ったから』と言うと、『あれは携帯の電池がなくなったんだ』と。その場にへたり込みました」そこにいた人たちは全員、涙を流すような思いで大爆笑でした。みんな同じ思いを共有したのでした。

そうして繰り返して参加している家族の人たちは、自分自身が人生や生活の中で問題を抱えてきたこと、例えば子どもが自分に訴えてくるような感情を自分も子どもの頃に同じように抱いていたことに気がつくなど、自己洞察が深まっていきます。それによって、自分自身が変わろうとする思いが生まれて、自分の新しい生き方が見えるようになるなど、自分が成長していきます。

このようなミーティングの意味を私たちは感じてはいたのですが、長く参加してきた人たちへのインタビュー調査による研究で確認することができて、専門分野の雑誌に報告させてもらいました（広川他「アディクションと家族」第30巻162頁、日本嗜癖行動学会、2015年）。それは家族ミーティングでの研究ですが、本人ミーティングでも、そして他の自助グループでも、同じことが成り立つのだと思います。同じ苦しみを持つ仲間の存在で自分だけが異常な人間ではないと知り、自分の話しを受けとめ共感してくれる人がいることで孤独の地獄から這い出すことができます。そして繰り返し参加することで、心の中のモヤモヤした思いを言葉にしたことや仲間の話すことから自分の抱えている問題を理解していき、成長していけるのです。

ある日のミーティング参加者のメールから

福島お達者くらぶについての最後に、ミーティングの様子がよく伝わるメールを紹介したいと思います。福島県の山奥の方の町から来られたチアキさん（ペンネームです）から、ミーティングに初めて参加したその夜にもらったメールです。

こんばんは。夜分のメールですみません。今日、初めて参加させていただきましたチアキです。本日はありがとうございました。今日はミーティングに参加することができて、本当に良かったです。感想と感謝をお伝えしたかったのでメールしました。（ちょっと長くなってしまいますが…。）

ミーティングでも述べましたが、今日参加することにとても不安と緊張がありました。でも部屋に入って自分の名前を伝えたとき、スタッフの方々が笑顔で「遠いところ、よく来てくれましたね」と言ってくださり、なんだかとても嬉しく思いました。緊張が和らいだ瞬間です。

最初は「何を話せば良いのだろう」と思い戸惑いました。私は人の顔をうかがう、常に場の空気を読むということが習慣になってしまっていて、一番最初に自分のターンが来たとき、「あまり変なことや、突っ込んだ話はしない方が良いのかな」と当たり障りのない事を話しました。

だけど、参加された他の人たちのお話で、自分にも共感できること。摂食障害以外にも悩みがあること。家族のこと。私と同じ症状を持つ人の、ありのままの現状を聞く事ができて、自然と自分も今まで人には言えなかったことを、あの場で話すことができたのです。

一度話し始めると、止まらないのですね！（笑）自分でびっくりしました。少し話しすぎてしまったようにも思います。

自分のモヤモヤしている事を言葉にしてみると「ああ、私はこんな風に感じていたのか。悩んでいたのか」不思議と気持ちが少しずつ整理されていくような気がします。

参加された人たちはとても素敵な方だなぁと思いました。治そうと、変わろうと努力している。お話しされた事に対して、個人の感想を言うのはミーティングの主旨に反するのかなぁと思い黙っていましたが…素敵な方たちでした。

たくさん共感できることがあって、自分も少しスッキリした気持ちになり、たった2時間でしたが本当に充実した時間を過ごす事ができました。

車に戻ってから、福島お達者くらぶのホームページを見つけて私に勧めてくれた友人に電話をしながら泣きました。嬉しくて。

ただ、残念だったことは、緊張の糸が解けたのか、衝動にかられて終了後すぐに、近くにあったスーパーに寄って、菓子パンを買って、(今レシートを見たら10個も)過食しながら帰ったことです‼ 私の町には大きいお店が無いので、他所のスーパーは色んな食べものがたくさんあって、楽しいです。アレもこれもほしくなりますね!

今日は過食しないつもりだったのに…。自分の心の弱さが憎いです。でもミーティングで得ることができた喜び?の方が大きかったのか、自責の念がいつもより無かったです。

最後に、ミーティングに集まるのは不思議な魅力のある方たちですね。今日初めてお会いしたのに、なんだか安心するのです。

何度も言ってしまいますが今日思い切って、参加して本当に良かったです。仕事の関係で、次回参加できるときまで、少し間が空いてしまうかもしれないので、今日感じたことをどうしてもお伝えしておきたかったのです。

また必ず、ミーティングに参加したいと思いますので、その時はどうぞよろしくお願いいたします。本当にありがとうございました。


スタッフからメールを受けとった旨の返信の中に、次のように書き加えました。「帰りにスーパーに寄ってパンを買ってしまったとのこと、それは心の弱さだけではなく、それを自分に許してあげる心の中のあたたかさのゆえでもあったかと思います。ふだんの過食よりもおいしかったのじゃないかと想像するのですが。」

そうすると、すぐにまたメールが返ってきてその中には次の言葉がありました。

何でもわかるのですね！　昨日の過食、確かに美味しかったのです。だからあっという間に食べてしまいました。

第4章 鬱積する「不安」と揺れる家族の中で

ここまで考えてきましたように、摂食障害は依存症の一つです。そのような苦しい依存症に陥っていくのはなぜでしょうか。それには、この社会に漂う「不安」という空気の中で暮らしている家族のことを考えなければならない、と私は考えています。子ども時代に、不安に揺れる家族の中で心を休ませることができなくて（その上にいじめられたり受験に追われたり、学校でも心を休ませられないで）、思春期以降に摂食障害に陥っていく若い人たちを、私はたくさん見てしまうようになったのです。

その不安とは何か、その中で家族はどのような状況にあって、その中でしか生きられない子どもたちにはどのような影響が出てくるのか、そして親をはじめとする周りの人たちはどうすべきなのか。そのようなことをこの章で考えます。

不安という時代の空気

依存症、その中でも特に新しい型の依存といえる拒食・過食・リストカットなどの行動に依存してしまうことになる理由、その根元にあるものは、社会に流れる「不安」という空気であると私は考えています。その不安というのはどのようなものでしょうか。そして、なぜ今、その不安が問題になってきているのでしょうか。

昔は、農家の息子は農業を継ぎ、商家の息子は商売を継ぐ、女の子たちはお母さんと同じように嫁に行き子どもを産んでお母さんになる、というのが当たり前でした。しかし、例えば農家は、私が社会人となった１９７０年頃までは米さえ作っていれば暮らしていけたのですが、米余りの減反政策に農産物の輸入自由化で、今は息子が農家を継いでも、農業だけで生きていくのは難しくなっています。

商売も子どもが受け継いでいくのは困難です。郊外に大資本による大規模店ができたら客はそちらに流れて、たとえ町の中心地にある老舗であっても次々につぶれ、地方都市の中心部はシャッター街になっているところがたくさんあります。私が住んでいる地方の中心都市でも、新幹線の駅から歩いて数分の町の中心部に空き地がたくさんできて、今は高層のマンションか駐車場になっています。

ふつうの会社員の息子も、父親と同じように生きることは難しい時代になってしまいました。父親は会社員になったとき、大部分の人は終身雇用であり、それゆえ少し努力すれば誰もが中産階級になれました。親は、自分たちが生きてきたように、そのような安定した暮らしを子どもにもと望むでしょう。しかし、その日本の社会システムはあっという間に崩れ去りました。今は会社に就職しても、その会社がいつつぶれるかわからず、定年までの数十年も存続するのは難しいかもしれません。それどころか会社員（正社員）になること自体が難しく、派遣という名の非正規雇用の職にしか就けない人も多いのです。

女の子にとっての状況はもっとつらいかもしれません。女だって仕事を持って自立して生きるべきだという考え方が一般的になり、メディアはＴＶドラマなどでも、理想的な女性として、仕事を持ってはつらつと生きるキャリアウーマンに対する憧れをかき立てています。一方、「やっぱり女はかわいくなくちゃ」とか、「女は子どもを生んで一人前だ」などという男たちは相変わらず多い。特に政治や経済の中枢を握っている男性たちは、圧倒的にこの自分たちにとっての古き良き時代を引きずっていて、相変わらず女性に子育てを期待し、さらには年をとった親の介護もさせようとしています。若い男たちも、ついそんな都合のいい女を求めます。

女の子たちはそのような、一方では「自立しろ」、もう一方では「かわいくあれ」という、両立させるのが困難なメッセージを突きつけられて、その二重の縛り（ダブルバインド）に苦しまざるを得ません。素直に自分の母親のように結婚して子どもを産めないでしょう。

そのように、今は、若い人たちにとって父親も母親も人生のモデルになりにくい、大きな変動の時代です。そして、メディアは新しいものを次々に宣伝して欲望はふくらませられるのに、その欲望を自分の能力が保証してくれるかどうかまったくわからない。そんな中で（恵まれたごく少数の人たち以外の）大多数の現代人たちは「どう生きるべきか」どころか、「どうすれば何とか生きられるのか」という不安を抱えて生きざるをえません。その少数の恵まれた人たちも、その立場を保つためにいつも何かに追われてひたすら走り続けるほかなく、やはり安心からはほど遠いでしょう。

日本が世界一の経済発展を誇った1980年代までのバブルの時代は、ただ眼をつぶって突っ走っていたら何とかなりました。倒れたって、また立ち上がって走り出せたのです。しかしバブルがはじけて以来、この不安は誰の目にも明確になってきました。経済は立ち直り、景気は好調だといわれていても、その好調さは、誰もが安心して生きられる社会を犠牲にした経済格差の拡大で維持され、時代の空気からこの不安感が消える様子はありません。

そこに大震災・原子力発電所事故が起こり、加えて異常気象が私たちを襲います。さらに、世界中で民族・宗教の対立による戦争・テロが頻発して、時代の空気にこの不安感は増大するばかりです。

そのような中では、自分の未来を描くことが難しい人も増えています。そこで心を癒してくれるあたたかい人間関係を得られない人は自暴自棄になって、世の中に対する復讐の思いを込めて、人を道連れにして自分の人生を終わらせてやろうと考えてしまうことだってあります。それが最も象徴的にあらわれたのが２００８年６月の秋葉原無差別殺傷事件ですが、人々を不安に陥れる事件が身の周りでも起こっています。

子ども時代の不安の蓄積

大人たちは、その不安を言葉にして発することによって、ある程度やり過ごしたり解消したりすることができます。おいしいものを食べたり、飲み会やカラオケだってありますし、ひいきのスポーツチームの応援に熱中したり旅行に出たりもできます。

ある私の友人の商社マンは、若い独身の頃、仕事でイライラした気分がたまると、夜は酒を飲んでわざと酔っぱらい、街で弱そうな男を見つけて喧嘩をふっかけて殴る、と言っていました。繁華街でやりますから警察が来るのですが、警察も酔っぱらいのケンカに一々かかわっておれず、留置所に一晩泊められれば次の朝には釈放で、彼はそのためにシャツやネクタイの替えを持っていました。まったく確信犯なわけです。

そのように、大人は不安を抱えても、それぞれ生き延びるための自分に合う手段を持つことができます。

しかし、子どもたちはそんな不安を何とか処理する手段としての言葉や行動力を持っていません。家族の中で若い親たちが不安を抱えていると、その不安は必ず小さい子どもたちに伝わりますが、子どもたちがその不安を心に抱えながらも無事に生きていけるのは、母親、父親という、しっかり守ってくれる信頼できる存在を持っているからです。

2〜3歳の子どもがお母さんかお父さんと公園に遊びに行った光景を想像してみてください。その頃の子どもは好奇心が強いですから、面白そうなものを見つけるとタタタっと走り出し、けれどふと不安になって、振り返ってお母さんやお父さんの存在を確かめる。そこにニコっとほほえんでくれるお母さん・お父さんを見つければ、それは「あなたをちゃんと見守ってるよ」という信号ですから、子どもはまた安心して走り出す、そのようにして人は育っていくものです。

しかし、例えばお母さんが、大都会で身近に親しい人がおらず、誰の支援も得られない中で孤独に、思うようにならない子育てに苦しんでいたら？　あるいは地方都市の三世代同居の家族の中で舅・姑にいじめられて怒りを抱えていたりしたら？　その時に子どもにほほえんであげられなくてもしかたないでしょう。だから、私はお母さんを単純に責めることはできません。けれども、その子どもはどうなるでしょうか。心に抱えたことを言語化して処理できない子どものときにしっかり守ってくれる存在を持てなかったとしたら、人は抱えた不安をひたすら心の中に蓄積していかざるを得ないでしょう。

そしてそんなふうに育てば、どのような場合には人を安心して信用してよいか勉強できないでしょう。そうすると、成長して言語能力は発達したあとも、その心に溜まった不安を言葉で表して人に伝えることに、心は自分でストップをかけてしまいます。その結果として漏れ出てくる不安が体や行動で表現されてしまうようになる、それが心身症や拒食・過食などの行動への依存であると考えられます。

小学生なら身体的な病気に逃げ込めます。例えば、不登校の子どもが登校時間になるとおなかが痛くなることがあるのはよく知られていますが、それはけっして仮病（医学的には詐病といいます）ではありません。その腹痛は大腸の強い収縮によるもので、実際に下痢を起こすことにもなります。だから本当に痛いのに、それを学校へ行きたくないための「仮病」と決めつけると、子どもたちは一番大切な親にも理解されないことで絶望を深めてしまいます。

中学生くらいになると、腹痛のような自律神経症状ではなく、脳に上がってきて過呼吸症候群などを起こしたりします。しかし、知的なレベルが高くなるほど身体的な病気に逃げられなくなって、行動で示すほかなくなることが多いのだと思います。非行や弱い子をいじめることで不安を外に出して解消しようとする人もいるでしょう。そんなことで人を傷つけたくない、心やさしい人たちは、その不安を内に向けて、拒食・過食やリストカットで自分を傷つけることになるのだと、私は捉えています。

子ども返りした認知症の母に教えられたこと

その本筋の話から外れますが、不登校の子どもの腹痛が詐病でないことを、私は自分の母親から思い知らされました。母は一人暮らしが少しずつ難しくなったので、娘（私の妹）が引き取って同居することになりました。その娘と些細なことで衝突すると、母は「もうこんなところにはいられない、一人で暮らす」と荷物をまとめるのですが、やはり不安なのでしょう、翌朝には腹痛か腰痛を訴えます。腹痛のときは実際に下痢になり、それが大腸がんの手術で人工肛門になっているのですぐにわかるのです。あとになって考えると、その時に母は認知症が進み始めていて、感情が子ども返りしていたのです。

ちなみに、母―娘はいつの世も最も近い関係で、遠慮がないからよく衝突し、そうすると相手のつつかれると嫌なところを見抜いてつつくもので、ケンカになりやすいようです。母と妹は衝突するとどちらか（時には両方）が1時間ほど、長男である私のところに電話してくる、それを聞くのがイヤで、私は母を（故郷から遠く離れてしまっているけれど）私のところに引き取りました（幸い、母と私の妻は、多少の遠慮もあるからでしょうか、お互いに敬意を持って仲がよく、大いに助けられました）。

そうしたら、母は認知症の初期の状態であることがわかりました。そこで、認知症のさまざまな症状に対しても説得しようとしたりせず、あるがままに受け入れるようにしました。例えば「家に帰りたい」という帰宅願望は認知症の周辺症状としてよくあることですが、母がそう言ったときに「何を言ってるの、ここがお母さんの家じゃないの」などとは言わず、その気持ちを受け取って、「今は寒い季節だから、春になったら連れて行ってあげるね」と話すと、「うん」と納得してくれました（認知症のありがたいのは、いつも同じ受け答えをしても大丈夫なことです）。

引きこもりについての本には、子どもが親に「あれを買ってこい」などさまざまな要求をぶつける、それを買ってきても「そんなものじゃない」とさらに怒りをぶつける、ということがよく書かれています。それは、その要求を叶えてやることが大事なのではない、その要求に隠された気持ちを受け取ってやることが重要なのだと勉強していて、母に対してもそのようにしたのです。そのことを私は過食症の人たちと付き合って、身に沁みて教えられてきていたのでした。

母は幸い非常に良い施設に入居でき、私と妻は日曜日ごとに面会に行きました。その間、急性の病気での入院などつらかったことや、あとで話せば笑い話になるようなことなど、いろいろな出来事がありましたが、（認知症は必ず進行するので）最後は寝たきりになって

10年あまりで亡くなるまで、まずは穏やかに暮らしてくれました。

家族システムの中で育つ自己評価

講演や家族ミーティングで、子どもたちの心に蓄積する不安のことを話すと、直接に子どもに接する役目を負うことの多い母親たちは、「私が悪かったのだ」と自分を責めてしまうことがよくあります。

しかし、母親が自分で責任を背負い込んでも何もよくなりません。子どもは母親をそんな苦しい状態に追い込んでいる自分自身をよけいに責めてしまうことが多いし、何よりも悪いのはけっして母親だけではないからです。まだまだ男社会といえる状態が続いている中では、男である父親の方が原因になっていることも多く、母親をそのような状態に追い込んでいる周りの家族、その両親など、家族全体をシステムとして考えなければなりません。

家族システムのどこかが不適切であったために、拒食症、過食症などの行動への依存を引き起こす強い不安が、育ってきた過程で子どもの心に蓄積されていくことが多いのです。どのように不適切であったのかは、両親の不和や離婚、特に虐待などの暴力の介在、子どもに対する過剰な厳しさ、兄弟姉妹の間の差別、過剰な期待など、家族によってすべて違っています。強すぎる愛情も問題で、子どもの幸せを考えるあまり、親の考えるように生きさせようとしたら、やはり子どもを縛ります（このことはこの章の最後に「親の三つの仕事」として改めて考えます）。

そのように、心に不安が蓄積するのは、「三つ子の魂、百まで」という2～3歳頃の最初の（無意識な）独立の衝動が生じた頃に最も強く作用し、思春期までに性格として固まる、子どもの時期の育ち方が一番大きく関係しています。それも、お前は家の跡継ぎだからとか、おりこうさんにしたらとか、あるいは美人だからとか成績がよいからといった、理由や条件があるからではなく、ただお前がそこにいるからということで守られ、かわいがられる必要があります。いずれにしても、子どもは守られるべきときに守られる、甘えさせてもらうべきときに甘えさせてもらうことが必要なのです。

ただし、このことが「三歳児神話」のようになって行き過ぎた形で語られ、お母さんを家庭に縛り付けようとする圧力になるなど、その弊害があることも指摘しておかなければならないと思います。例えばお母さんが外で仕事をしていて、子どもの面倒を見ているおばあさんが、子どもを自分の方に引きつけるために「こんなかわいい子をほったらかして、悪いお母さんだね」などと言うと、いつだってお母さんに甘えたい子どもは混乱してしまいます。そうでなく、「お母さんはあなたをちゃんと愛してくれているけれど、みんなのために一生懸命仕事をしてくれているのだよ」と言ってくれたら、子どもは素直に母親を信じられるでしょう。母がいつも子どものそばにいるかどうかが問題ではないのです。

ともかくも、子ども時代に無条件に世話を受け、甘えさせてもらえる時期を持てないと、人は自分を「これでよし」と認められず、自分の存在や行動のあり方を自分できちんと評価できなくなります。そのような状態を私たちは「自己評価が低い」といいます。自己評価の低い子どもは、ひたすら自分の願望を殺して、「よい子」として振る舞うことで親や周囲から受け入れてもらうことでしか生きられなくなることも多く、その場合、本当の独立を促す性衝動の生じる思春期以後にはそれも困難になって、強烈な不安に襲われてしまいます。

自己評価が低いと、自分の考えは信用できないし、それゆえ他人の評価を過剰に気にするけれど、親をはじめとする他人も信頼できなくなってしまっていますから、いきおい具体的な数字で出てくるものに頼ることになってしまいます。中学・高校では試験の成績や順位がこの数字を与えてくれる場合があるでしょう。しかし、試験の成績は大学に入ったり、ましてや就職すれば意味をなさなくなります。そんなところで容姿を評価されがちな女性たちに体重や食べるもののカロリーがその数字を与えてくれると、ダイエットが容易に拒食へ、さらに転じて過食へとつながっていきます。

頼るべき数字が何もないと、(次の章で詳しく述べる) さまざまな形で生きづらさを表す、あるいはただ引きこもる以外になくなったり、オウム真理教のような非合理な教義に現実社会の矛盾の解決を求めたりすることになります。何かの形で一気に爆発させることもあります。父親にスパルタ教育を受けていた進学校の高校生が、成績が伸びなくなって自宅に放火し、義理のお母さんと妹が亡くなったという不幸な事件を思い出します。そのような不適切な生き方の背景にはいつも、自分をこれでよしと思えない、自己評価の低さがあります。

生きづらさの世代連鎖――アダルトチャイルド

このように育ってきた状況から自己評価が低くなってしまうと、人生は非常に生きづらいものになりますが、この生きづらさは家族の中で世代を超えて子どもたちに伝わってしまうことがよくあります。例えば、虐待されて育った子どもは、親になると自分も子どもを虐待する傾向が高くなることはよく知られています (必ず虐待するようになるのではけっしてなく、その割合がふつうの人より少し高いだけですが)。いかに子どもを愛していても、自分が愛された経験がないと、どうしてやればよいのかわからないまま、つい自分が受けてきたのと同じことを子どもにしてしまいがちなのです。

そのようにして自己評価が低くなり、生きづらさを抱えてしまった人を１９９０年代にはアダルトチャイルド（集団としては複数にしてアダルトチルドレン）と名付けたことがありました。正式にはAdult Child(ren) of dysfunctional family（機能不全家族に育って大人になった子ども――ＡＣと省略することもあります）という言葉で、これは抱えてしまった苦しさは自分が劣った人間だからではなく、そのように育たざるを得なかったためだと知って、安心するために作られた用語です。けっして診断名ではありません。

しかし、アダルトチャイルドという省略形の言葉は、日本語としては大人っぽい子ども、あるいは子どもっぽい大人などと誤解されやすい言葉です。それは日本でのことですが、アメリカでは「自分が苦しいのはＡＣになってしまったせいだ」と両親を訴える裁判が起こされ、その両親は「自分たちは子どもを愛して育てた、ＡＣだというのはカウンセラーが作り出した偽の記憶だ」と逆に子ども側を訴える、そんな裁判が並行するようなことがありました。そのような裁判は、いかにアダルトチャイルドとなってしまった育ちであっても、たいていの人はそれでも親に愛してほしいと思っている、そのような希望の実現可能性を根本的に壊してしまいます。

そのようなこともあってでしょう、アダルトチャイルドという言葉はしだいに使われなくなってきました。私はこのような意味をきちんと説明できるときにしか、アダルトチャイルドという言葉を使わないようにしています。しかし、苦しさの世代連鎖を考えていくには有用な言葉なので、援助職を目指す人たちにはその考え方を伝えています。

この生きづらい人生の世代連鎖のことを、特にそれに苦しんでいる人たちにぜひ理解してもらいたいと思っています。自分がアダルトチャイルドという言葉に該当する人間だと感じたら、それは自分がダメな人間だからではない、自分に責任のない子ども時代に、そのように育たざるを得なかっただけなのだと、自分に言い聞かせてください。そして、その世代連鎖を、自分のためにも、自分の子どもたちのためにも、断ち切る生き方をしてもらえばと思います。

世代連鎖を断ち切るために

その世代連鎖を断つためには、親の世代が、子どもの苦しさは自分たち家族に起因するものであり、自分自身の生き方も窮屈で苦しいものだったと理解して、自分も楽になるとともに、子どもにとって家族が安心を与えてくれる場所に変わってくれることが一番望ましい。そのために、福島お達者くらぶでは家族ミーティングを大切にしてきました。そこで親が世代連鎖のことを理解してくれて、親子ともに幸せに暮らすようになった人たちがたくさんいます。

特に母親が、家族のために自分を犠牲にして生きるのではなく、自分のために生きて、自分自身が幸せになってほしい。けれども、そのように伝えると、「私ばかりが幸せになったら、娘は怒るでしょう」という言葉が返ってきます。しかし、母親は娘にとって人生のモデルです。幸せのモデルがないと、自分も幸せになってよいのだということを理解できません。一時は怒っても、きちんと生き方を見せていけば理解してくれるでしょう。

ところが、世代的に母親は自分の幸せなんて考えたこともない人たちが多くて、何が幸せなのかを思い描くこと自体がなかなか難しいのです。その上、親はもう50年ほども生きてきて自分の世界を作り上げており、簡単には変わってくれません。

その時は子どもの方からこの連鎖を断ち切らなくてはなりません。18歳を過ぎた子どもの場合には、親に理解してもらい愛してもらうという幻想を捨て、親を捨てるという作業をするほかない場合もあります。しかしそれはなかなかに困難で、いつまでも自分よりも親のことを考え、親の言葉に揺さぶられてしまう人がたくさんいます。

そのように、子どもの方から断ち切るのはなかなか難しい。特に親が子どもをコントロールしようとしている場合には、そこから逃れることはきわめて困難です。ある看護師になった女性は、勤務先として母親の希望を振り切って故郷から離れた大都市の病院を選びました。しかし、それだけでは母親から電波のように飛ばされてくる支配を断ち切れませんでした。そこで、伝手を得てアメリカに渡り、そのくらいの距離を置いて、ようやく少し安心できるようになりました。そこで新たに国家資格を得て働いている、そんな高い能力の持ち主でもそうなのです。

その困難を克服して、世代連鎖を子どもの方が断ち切って、生きづらさに苦しむ人たちがもっと楽に生きられるようになるためには、心の中に「自分はここにいていいのだ」という居場所の感覚を与えてくれるものが必要です。親にそれが期待できない場合、家族に代わってその人をあるがままに受け入れてくれる場所や人が必要で、自助グループはそのために非常に有効な場です。また、親しい友達や学校の先生、医療やカウンセリングの場がそれに役だってもらえればと思います。

生きづらさに苦しむ人の身近にいる人たちに

そのように、生きづらさに苦しむ人には、その人をあるがままに受け入れて安心を与えてくれる人が必要です。私はそのような関係と場所を与えてあげられる存在でありたいと思っていますが、苦しんでいる人が身近にいる（特にその人と付き合っている）場合、自分もその人に対してそのような存在でありたいと思う人も多いでしょう。それが高校生や大学生など若い人たちの場合、苦しんでいる人を何とかしてあげたいと思っても、とても支えきる力はないことも多いと思います。まだまだ自分自身が自分の人生を探し求めて揺れ動く時代なのだから、それは当然で、何も恥ずかしいことではありません。

それでも、そんな友達を何とかしてあげたいと思ったときには、正直に「ごめん、あなたの苦しさはすごく伝わっているけど、私にはどうにかしてあげる力はない。私が付いていくから、力になってくれる人のところに行こう」と言って、専門家につないであげることならできるでしょう。中学生・高校生ならとりあえず養護の先生かスクールカウンセラーのところに、大学生なら学生相談担当の先生たちにつないであげられたらと思います。

差し出した手は試される

いずれの場合でも、生きづらさに苦しんでいる親しい人を支えたいと思っている人たちに、私の経験から伝えておきたいことがあります。親でも友達でも、先生や援助職の人でも、手を差し出した場合、差し出された手が本当のものなのか、試されてしまうことを覚悟しなければならないのです。わざと怒らせることを、これでもかこれでもかとやられることもあります。それに耐えて、時間をかけるほかありません。子どもの頃に何年もかけて作られた性格は固まっていて、その中にため込まれた不安は簡単に解消できるような生半可なものではないから、仕方ありません。

その人たちは切れやすく、こちらのちょっとした言葉に怒って激しく責められると、付き合っている人なら、「もう別れよう」となるでしょう。私もつい「そんなに言うならもう来なくていい、勝手にしなさい」と言いたくなりますが、私のような援助の職にいる人間の場合は、それを言ったら負けです。それを聞いた瞬間、その人たちは「それ見てごらん、あんたは立派なことを言っているけれど、結局ふつうの人と同じじゃない」と一瞬勝ち誇り、次の瞬間には信じたいと思っていた唯一のものが崩れて地獄の底に落ちていくような感覚に襲われて、その日のうちにためていた薬を一気にのむか、深く手首を切ることになるかもしれません。

それで、私もそう言いたい気持ちを抑えていました。しかし、しだいにその心を抑えなくてよくなりました。そんなふうに人を責めるのは、必死になって「助けて、見捨てないで、私を愛して」と訴えているのだということが伝わるようになったからです。ようやく私を信じてよいのかもしれないと思い始めたから、それが本当か試しているのです。

とはいっても、責められれば私もつらいのです。一時期、万引きを止められなかった人がいたのですが、それもこんな自分を見捨てないか、私を試すためだったのでしょう。面接の場で私の言葉に怒って、盗んできたものを投げつけられたときは、どうしてよいかわからなくて、一緒に泣くことしかできなかったこともありました（ずいぶん昔の、今から思うとまったく未熟だった頃の思い出ですが）。

もちろん、親しい人を責める人たちは、そのように試そうと思って責めているのではなく、その時はただただ怒り狂っています。しかし、少し時間を置いて落ち着くと、そんなふうに怒っていたことをコロッと忘れたようにまた話しにきたり、（もう少し成長してくると）ちゃんと謝ってきたりします。それも、「謝りたくないけれど、謝らないと来れなくなるから……」と言った人もいますが、そのうちに素直に謝るようになってきました。そうやって成長していったのです。

そしてわかってきたのは、必死に責めるのは、自分にとって一番大事な人だけだということです。過食症の人たちが、何歳になっても、母親を責めることがありますが、それは今もお母さんが大好きで、今からでもお母さんと良い関係を作っていきたい、という思いの裏返しです。そのことをぜひ理解してもらえればと思います。「あの素直なよい子だった子が、なぜ？」と思うかもしれないけれど、責めるのは、そんな形ででもようやく自分を出せるようになったのであって、ただよい子でいたときよりも成長した証でもありますから。

心に根付く三つの禁止

なぜ一番大切な人に対してそのような試し行動をぶつけるのでしょうか。それは、安心できない子ども時代を過ごすと、心に三つの禁止が根付いてしまうからです。「信じない」「感じない」「話さない」の三つです。この中で最も大きいのは「信じない」だと思います。私がかかわっていたある人も、ようやく自分のことを話し出したとき、「周りの人たちなんて、絶対に信じてやるものかと思っていた」と言っていました。信じないから、自分の本当のことは「話さない」のです。また、虐待などで体や心が傷ついていると、その傷の痛みを感じ続けていたら生きておれないから、心の痛みを感じなくなり、相当な体の痛さえも感じなくなっていきます。

その「信じない」が極端なまでに固まってしまうと、反社会性パーソナリティ障害の状態になって、残虐な事件を起こすようになるのかもしれません（パーソナリティ障害のことは次の章で考えます）。しかし摂食障害の人たちは、本質的に心やさしくて人を傷付けるようなことはできない、だからふつうの人たち以上に信じたいし信じられる人がほしくて、「信じない」こととの葛藤に苦しんでいるのだと思います。それゆえ、信じてよいかどうか、必死に試してしまいます。

そこで少しでも相手を信じられないサインがあると、その気配が感じられるだけで、傷つく前に自分から身を引いてしまう人もいます。私もある人とかかわり始めた頃に、「こんな私はイヤになったでしょ、今のうちに手放してください」と言われたことがあります。それは「手放さないでください」という言葉なのだと今はわかりますが、もっと深くかかわった段階で見捨てられると立ち直れなくなるだろうから、それなら今のうちに離れようという思いだったのでしょう。

親の三つの仕事

考えてきましたように、生きづらさは世代連鎖を起こしやすいものです。そうならないように、親はちゃんと子育てしていきたい。しかし、次章で考えるように地域社会の崩壊で家族が孤立してしまい、それゆえ子育てに親の果たすべき役割が昔より大きく、難しくなってきていると感じます。親自身がさまざまな社会状況の中で追いこまれて余裕を失い、その状態で孤立して周囲の援助を受けられない場合、子どもを育てる仕事はさらなるストレスを生み、児童虐待へとつながっていく可能性も高くなるでしょう。

そのような状況の中での親の仕事ということをよく考えてみたいと思います。親の大きな仕事は次の三つであると考えられます（斎藤学《さとる》先生の考えを受け継いでいます）。

❶子どもを抱く仕事
❷子どもを抱擁から切り離す仕事
❸子どもと別れる仕事

「子どもを抱く仕事」というのは「子どもを愛し、守る仕事」であり、これはわかりやすいと思います。2～3歳をピークに思春期までの性格が形成される時期にこれがないと、子どもは自己評価が低くなってしまって、すなわち自分を「これでよし」と認められなくなって、思春期以降にそれが摂食障害などの生きづらさとして吹き出してくる、ということを述べてきました。この仕事は母子関係に見られるべったりと密着した感覚の世界のことであり、言葉は必要ありません。

しかし、何があってもすべて受け入れるという密着関係がその時期を過ぎて学童期以降も続いたら、その子どもたちには万能感が生じます。その万能感は、社会の中で生きていくためには、あるところで適当に摘みとられ、社会に生きるための掟を教えられる必要があります。これが2番目の「子どもを抱擁から切り離す仕事」で、昔は、もちろん親もそれをしていたけれども、地域社会の中や、小さい子どもから小学校の高学年くらいまでが集まって遊んでいた子ども同士の中で、自然に補われていました。近所のおじさん・おばさんやガキ大将が「そんなことしたらダメだ」と言ってくれていたのです。それが社会の変化で今は大きな部分が親の仕事になってしまっています。

この切るという仕事は、抱くという母親の仕事に対して、父親の仕事です。子どもに嫌われたくなくて物わかりのよい父をやっているばかりでは、親の仕事を手抜きしていることになります。

ただし、ここで必要なのは「父なるもの」であって、実際の父親とは限りません。多くの母子世帯では母親が（あるいは父子世帯で父親が）、抱くという「母なるもの」の仕事と並行してこの「父なるもの」の仕事もしています。しかし、実際に父親がいてもいなくても、「父なるもの」がいない場合、子どもはそれを求めて外に出て行きます。すなわち、自分の振る舞いにストップをかけ、時には自分を罰してくれるものを求めて社会をさまようことになります。いわゆる非行の中にはこの「父探し」のためである場合も多いと思われます。

過食症の人たちはよく万引きを合併するのですが、その万引きはわざと見つかるようなやり方のことが多く、どこかで罰してくれることを求めているのでしょう。ある過食症の女性は万引きもやめられなかった頃があって、2回目に交番に突き出されたときに、最初に取り調べた警察官が私服で飛んできて「またやったのか」とビンタを張った、それはショックだったけれど、その警察官に愛情を感じたと言っていました。

この2番目の仕事は3番目の「子どもと別れる仕事」へと続いていきます。子どもはやがて独立した一人の人間に育っていくべき存在です。そのためにはまず親と子どもの間に境界線が引けなければならない。それを教えるのが親の仕事ですが、親が子どもを自分の所有物や付属物と考えていたり、ましてや子どもの存在だけを頼りに生きていたりしたら、それはきわめて難しいことになります。地域社会の崩壊で頼れるものは家族しかないという思いが強くなって、どうしても子どもに期待をかけてしまうことも多いこの時代、この仕事は本当に難しくなっていると感じられます。

私が医学部の教員をしていたときの話です。東京出身の女子学生が、臨床実習で回っているときに先輩の医師と仲良くなって、結婚の約束をしました。そうすると、それを知った両親が「娘を誘惑した」と相手の男性のところに怒鳴り込みました。娘の幸せのためだと言うのですが、その結婚を認めると娘は東京に帰ってこないだろうと察し、それを許せなかったのです。その学生はやさしい人で両親を振り捨てられず、とりあえず2年間の研修を東京ですることにしました。2年の間に両親を説得する、その離れている間にお互いの意思が変わらなかったら福島に帰ってきて結婚しようと約束したのです。そして2年しても変わらなかったので福島に帰ることにした、そうしたらお母さんが腰痛で入院しました。検査しても何も出てこない、心因性の腰痛です。そんな子離れのできない親もたくさんいます。

子どもの持ち味で生きさせる

子どもは手放してやらなければならないのです。そして、子どもは親と違う独立した別の存在ということを意識して、子どもの持ち味でもって生きさせてやらなければならない。そうしないと、子どもの幸せだけでなく、親の幸せもないのだと、強く感じています。

その子どもの持ち味で生きさせてもらえなかった不幸な例を挙げてみたいと思います。岡山県の瀬戸内海に面した穏やかな町で、17歳の少年がお母さんを金属バットで殴り殺して、自転車で秋田県まで逃げたという事件がありました（17歳の少年がバスジャックを起こして、17歳が危険な年齢として注目されたのと同じ2000年のことです）。お母さんは彼に「北斗の拳」という劇画を全巻そろえて読ませていたということ、強い子になってほしかったみたいで、彼が高校に入ったときに野球部に入らせました。しかし彼にはちょっと鈍なところがあって、2年生になっても補欠でしたが、お母さんは試合には駆けつけて、彼がバッターボックスに立つと大声で応援したりする。彼はきっとそれが恥ずかしかったのだと思います。そのことを後輩にからかわれたときにその後輩を金属バットで殴りました。彼は殺してしまったと思ったようで、そんな殺人犯の息子を持つという不幸を背負っては生きていてもらえないとお母さんを殺したのです。それまで支配されてきたことに対する怒りもあったのだと思いますが。ともかくも、自転車で秋田まで逃げるというのは並の力ではない、たとえ鋭さはなくても、その彼の持ち味で生きさせてあげていたらそんな事件を起こさずにすんだのに、と思わざるを得ません。

この持ち味で生きさせるということはなかなか理解されず、子どもを愛するということは、できるだけ子どもの世話をすることと思われがちです。「子どもの幸せを願わない親はいない」とよくいわれますが、それは違っていて、子どもを憎む親、逆に親を憎む子どもは間違いなくいます。しかし、大多数の人は自分の子どもを愛し、その幸せを願うでしょう。ただ、そのあまり、自分の考える幸せを押しつけて、その枠にはめ、引いたレールの上を走らせようとする人もたくさんいます。それに反逆する力のある子どもはいいのですが、よい子であるほど、今まで書いてきましたように、そこで苦しむことになりがちです。

子どもの持ち味で生きることを認めないのは親のコントロール欲求、もっと強い言葉でいえば（愛情の名を借りた）弱いものに対する支配の欲求であり、それはその欲求を持つ人自身が抱えている不安に根ざしているのだと、私は感じています。この自分の持つコントロール欲求とその背後にある不安に気づいて、自分自身の生き方を考えることが大人にこそ求められているのだと私は考えています。

結局、親が自立する、そうして子離れして、親離れがうまくできて自立した子どもと、お互いの生き方を尊重しながら、親（あるいは子ども）が一方的に相手を守り支配するのではない、大人同士の関係を構築していくことを目指していかなければならない。それでしか幸福な家族は作れないのではないかと私は考えています。

以前に大学生たちの講義でこの親の三つの「仕事」について話したとき、たくさんの人たちは「親の仕事は難しい、自分にできるかどうか自信がない」という感想を持ちました。しかし、それは全然難しくないと私は思います。

子どもを抱いてあげるのは、ふつうの人なら自分の子どもはかわいくて、ごく自然にできると思います。ただ、そんな人でも忙しいときには、子どもが抱いてほしくて寄ってきても「あとでね」と言いたいこともあるでしょう。しかし、子どもが抱いてほしそうだったらすぐに抱いてあげなさい、と私の尊敬する児童精神医学の専門家に教えてもらいました。ただし長い時間である必要はない。（コンビニの弁当を家庭の５００ワットの電子レンジで温めるには3分かかるけれど、コンビニのレンジは１５００ワットだから1分ですむ、それを応用して）1万ワットの熱量で数秒、想いを込めてギュッと抱いてあげればよいのだとのことで、これはなるほどと思いました。何人ものお母さんたちにこのことを教えてあげると、すごく役立っているようです。

子どもに社会の掟を教えるのも難しくないと思います。親の自分がきちんとルールを守っていれば、子どもは自然にそれを学んでいくでしょう。自分だけよければよい、という身勝手な行動をしなければいいだけです。

少し難しいことがあるとしたら、子どもはまだまだ弱い存在だから保護してやらねばならないところと、子どもの持ち味を見極めて自立へと見守りながら親離れさせていく（自分も子離れしていく）ところの、両者のバランスをどのように取っていくか、でしょうか。それは試行錯誤しながらやっていけばよい、子どもをいずれ独立していく一人の人間と認めて、「子どもと別れる」ことが親として最後の仕事だと意識できてさえいればよいのだと、私は思います。

第5章

「思春期」に吹き出す生きづらさ

不安を抱えて落ち着けない子ども時代を過ごして自己評価が低くなると、人生は生きづらいものになっていくことを考えてきました。子ども時代はよい子でいれば守られて過ごすこともできるけれど、独立を迫られる思春期に一気に生きづらさが吹き出してきて、うまく対応できないと、そのまま苦しい人生が続いてしまうことにもなるのです。

摂食障害が社会の中で話題になり始めた頃、これは思春期の病気といわれていました。この病気が本当に思春期のものかどうかはこの章の最後に考えたいと思いますが、思春期には摂食障害以外にも、いろいろな形で人生を生きづらくしてしまうことが起こってくることがあり、それらは摂食障害と合併して出てくることも多いのです。

そこで、思春期とはどのような時期なのか、その頃にどのようなことが起こるのか、なぜそれが思春期に起こるのか、といったことを考えたい、それがこの章のテーマです。

思春期14歳・17歳の危機

私たちの生きているこの現代、私たちを取り囲む環境が急速に大きく変化してきています。家族関係もその激動から逃れることができず、それは家族の中でしか生きられない子どもたちに強く影響します。しかし、その影響は家族の中で守られている子ども時代には見えにくく、子どもたちが家族から外に出ていこうとする思春期のところで見えてくることが多いのです。それが最も不運な形であらわれてしまった、その世代の少年の起こした重大事件のことを最初に振り返ってみたいと思います。

近年、少年たちが社会を騒がせる重大事件を起こすことが重なり、その低年齢化が問題となっていますが、そのきっかけとして大きな衝撃となったのは、1997年に神戸で起こった連続児童殺傷事件でしょう。この事件は、その2年前の二つの大きな出来事に象徴される日本の大転換期にあった、そんな激動の時代の不安が子どもにも及んだことを示す事件だったと私は考えます。

その1995年に起こった二つの出来事というのは、神戸が最も大きな被害を被った阪神淡路大震災と、オウム真理教による地下鉄サリン事件です。この二つによって、日本は世界中で最も安全な国であるという自負を打ち砕かれました。日本は1980年代に世界一の経済発展を誇りましたが、バブル崩壊という言葉が生まれたように、それは泡のようにはかなく消えて、前章で考えたように不安の時代に入っていった。それがこの二つの出来事で決定的になりました。その神戸で少年が衝撃的な事件を起こしたのです。

この事件を起こしたのは酒鬼薔薇聖斗と名のった14歳の少年で、この年は他にも同年齢の少年が起こす事件が相次ぎ、14歳が危険な年齢として注目されました。その3年後の

2000年には17歳の少年の起こしたバスジャック事件があり、この年には17歳の少年の事件が相次ぎました（前章に書いた母親殺害事件もありました）。なぜこのように重大な事件を起こすことが多いのが14歳だったり17歳だったりしたのでしょうか。

歴史を振り返ると、男は15歳で元服でした。女も「15でねえやは嫁に行き……」と昔から親しまれてきた「赤とんぼ」という歌にあります（嫁に行くといっても、ごくふつうの庶民、特に農家では、家を継いでいく子どもを産むためよりも、当面の労働力だったのでしょう）。そのように、子どもたちは15歳で大人の列に加えられるのが通例でした。

この状況はけっしてずっと昔の話ではありません。第2次世界大戦後の荒廃から日本がようやく立ち直ろうとする頃までは、多くの人たちは中学卒で就職していたのです。例えば東北地方からは、3月末に、いがぐり坊主に詰め襟の学生服やおかっぱにセーラー服でいた昨日までの中学生が、不安をいっぱい胸に抱えて、夜行の集団就職列車で上野駅に降り立ちました。2005年に製作された「ALWAYS 三丁目の夕日」という映画にその時代がよく描かれていますが、日本の復興の象徴として東京タワーが建設された頃です。その集団就職列車は1975年頃まで運転されたということ、ほんの数十年前の、長い人間の歴史からするとつい最近のことです。

14歳というのは、その大人の列に入っていく15歳直前の、大きな不安を抱える時期なのです。自分はもう間もなく、甘えてなんかいられない大人の世界に入っていかなければならないけれど、それがうまくできるだろうかという不安とともに、多くの若者は14歳のときに、将来にわたってどのように生きるかを具体的に決めることになる、職業の選択について考えなければなりませんでした。

そこに、思春期特有のとまどいを含む性衝動が加わります。その衝動には、単に性的な欲求だけでなく、それまで一方的に親からの愛情と庇護を受けてきた（あるいは反対に殴られるばかりだったという場合もあるでしょうが、その場合も親からの一方的な働きかけを受けてきた）状態から、自分も一人前の人として他の人に働きかけたいという独立の欲求が含まれます。それは独立戦争ですから、それまでのように親に頼れず、一人で闘わなければならない不安とともに、その衝動や不安定さをうまくコントロールする知恵をまだ持っていない、思春期というのは誰にとっても非常に危険な時期なのです。ロミオへの許されぬ恋に揺れたジュリエットも14歳になる直前でした。

職業選択に関しては、高学歴社会となって生き方の決定を考え始める時期が中学校よりも高校卒業を控える17歳に繰り上がり、そこでもう一度不安定な時期が来ると考えられます。そこでも、とりあえずは大学や専門学校に行くことにして、生き方の決定を先延ばしすることはできます。しかし、そうするにしても、大学のどの学部、どの分野の専門学校を選ぶかは考えなければならず、どのような人生を選択するかを迫られることになります。

思春期の低年齢化と高年齢化

このように14歳、17歳をピークにして、思春期が危険な時期であることは昔から変わっていません。それなのに、思春期の少年たちが起こす事件がこのように大きな衝撃を及ぼす現代は何が変化したのでしょうか。

少年による重大犯罪の数自体は、犯罪白書（法務省）や警察白書（警察庁）に見られるように、第２次大戦直後の１９５０年頃および１９６０年頃を二つのピークにして、それ以後には大きく減少して、現在も増加の傾向はありません。しかし少年の起こす事件が社会に大きな衝撃を与えるようになったのは、そのような事件を起こすに至った動機などがわからない――その不可解さが人々の不安を煽るからでしょう。

少年の重大事件に政府は、世論の声にも押されて、刑事裁判を受けさせることのできる年齢の16歳から14歳への引き下げと厳罰化という少年法の改正で対応しようとしました。しかし、昔からあるような暴行や強盗といった粗暴犯はさておき、理由の不可解な事件の発生をそれで抑止できるとは思えませんでした。そうすると実際、少年法の改正から間もなく、４歳の子どもを駐車場ビルから突き落として死亡させた12歳（中学１年生）の少年の事件（長崎、２００３年）、さらには同級生の首をカッターナイフで切って死亡させた11歳（小学6年生）の少女の事件（佐世保、２００４年）が起こり、さらなる低年齢の子どもたちの起こした事件が衝撃を強くしました。

そのような低年齢化の一方で、高年齢化も起こっています。例えば、本来なら思春期を通り過ぎて社会に出て行くはずが、社会の中でのふつうの生活にうまく適応できずに引きこもってしまう人たちが増えていて、その平均年齢が上がり続けています。今やその親が定年退職して年金生活に入り、減った収入で引きこもった子どもを支えられるかが大きな問題になっています（事態はさらに進み、認知症や死も迫った80歳代の親の年金で引きこもった50歳代の子どもを養う「80・50問題」という言葉もできました）。

拒食症・過食症も、（この章の最後に考えますように）１９９０年代初頭には中学生・高校生が中心だったのが、今は大学生以上に広がり、過食を始めたのも大学を出て就職してからといったケースや、子どものいる人など、高齢化が目立ちます。

このような引きこもりや摂食障害の高齢化は、思春期に解決しておくべき問題が放置され、あるいは解決できずに引きずり続けているから、ともいえます。このように、思春期が、一方で低年齢化し、他方で高年齢化している、それが現代社会の特徴かと思います。

霧に包まれた谷にかかる橋を渡る

思春期という不安定な時期は、霧に包まれた谷にかかる一本橋を渡っている、といえます。恵まれた状況にいて広い頑丈な橋を何も迷わずに渡りきってしまった人は、その後、そこにそんな危険があったことに気づくことのないまま一生を終えます。しかし、子どもの頃から厳しい環境にいて、狭い橋を渡っている人はなかなか怖く、中でも非常に眼のいい人（すなわち鋭い感受性を持つ人）は霧を通して谷底が見えてしまい、とたんに足がすくんで身動きできなくなってしまいます。

その橋が多少狭くても、さらに谷底が見えても、自分が踏み出す足がしっかりと固まった地面につく安心の感覚があれば、一歩一歩、何とか無事に渡りきれるのではないかと思います。その安心感は親や教師が歩く方向を示してやったり、あるいは手を引いてやったりしても得られません。いかに方向がわかったって、足元がふわふわ、ゆらゆらしていたのでは怖くて歩けず、そこにしゃがみ込むほかないでしょう。

その安心感は、育ってきた中で親がしっかりと見守り、愛してくれたことでしか得られないものです。しかし、いくら愛していても、その愛が子どもを縛るものだったら、独立の衝動を持つ思春期の子どもたちはその縛りから自由になろうと身をよじり、周りの見えないまま違った方向に足を踏み出して、そのまま谷に落ちてしまうこともあり得ます。

この霧に包まれた谷にかかる橋の喩《たと》えは、この社会に漂っている先の見えない「不安」という空気、その中で歩いて渡らなければならない「恐怖」の象徴です。拒食症・過食症が日本でも見られるようになった1970～80年代に思春期に拒食・過食に苦しんだ人たちは、かすかに漂い始めたその空気と谷の存在を感じ取る鋭い感受性を持った人たちばかりでした。しかも、自分が感じるものをごまかしたり見ないですませようとしたりできず、誠実に生きようとするゆえに苦しみました。異常な人ではなく、すぐれた人であるゆえに苦しんだのです。

今はその不安の空気が濃くなって誰でも感じ取れるようになりました。そのため、摂食障害はふつうの人たちにも広がっていますが、その人たちもけっして異常な人ではないこと、そして、感受性が鋭く、誠実に生きる人ほど苦しみが深いことを、周りの人たちにわかってほしいと思います。

そしてその苦しんでいる本人は、苦しいのは自分が異常だからではなく、人が感じ取れない不安を感じ取る高い感受性と、それをごまかして生きることができない誠実さという、そのようにすぐれた特性を持っているからだと理解してください。

地域社会・家族の崩壊の中の思春期

一度まとめますと、前述の事件や摂食障害の増加といった社会現象は、家族というものの変化が家族の中でしか生きられない小さい子どもたちに強く作用し、それが不安定さに揺れる思春期の世代に吹き出してきているものと考えられます。その「家族」を大きく変化させた最大の要因は、誰でもわかるように、産業構造の変化によって引き起こされた人口の大都市への集中でしょう。それにより、日本の社会を形作っていた二つの共同体、「家」と「地域」の両方が崩壊へと進んできました。

日本の伝統的な社会構造は農村型社会で、実際、１００年前には日本の人口の80％以上、日本の高度成長が始まる60年ほど前でも半分ほどは農村に暮らしていて、その中核には、血縁の大家族による「家」と、地縁に基づく共同体である「地域」社会がありました。悪さをして勘当されると「家」の保護を外されて苦労する人生になるし、「地域」社会から村八分（火事と葬式以外には付き合わない）にされると（人力に頼るほかなかった）田植えも稲刈りもできなくなって農村で生きていけなくなったのです。

結婚も現在のような個人の恋愛関係に基づくものではなく、世話をする有力者がいて、「家」および「地域」の間の人の交換という側面を持っていました。「家」の中に問題が生じた場合も、それを「地域」の人々がカバーして解決してきました。熊本県の古謡「おてもやん」の歌詞「村役、鳶役、肝入りどん、あん人たちのおらすけんで、あとはどうなっときゃあなろたい」は、このことをよく示しています（村役は村長、鳶役は消防・警察署長、肝入りどんは世話役のことで、亭主に問題があっても、その人たちが何とかしてくれたのです）。

しかし、人間の長い歴史からするとほんの短時間の何十年かのうちにその社会構造が大きく変化してしまいました。経済分野では大企業が中心となって、人口の大都市集中が起こり、それにより農村では働き盛りの人たちが少なくなって、伝統的な大家族の「家」と「地域」共同体の両方の制度が崩壊に瀕しています。

一方、大都市で人々が暮らすのは、生まれ育った町や村とは異なる馴染みのない場所で、「地域」社会は最初から存在しません。そこに「地域」を新たに作ろうとしても、それを目指して行われた新しい団地での夏祭りでヒ素入りカレー事件（１９９８年）が起こったことに象徴されるように、それは非常に困難です。

そのように「地域」の力を期待できない現代社会では、「家族」はどのような姿になっているでしょうか。大都市に暮らす人々は核家族か単身者であり、地域社会について回る付き合いの煩わしさは少ないけれど、みんな孤立して暮らす傾向が強くなります。そこではどうしても頼れるものは家族しかないという思いが強くなり、親子の密着が起こります。

その家族の孤立と、家族内の密着から、いろいろな問題が起こってきています。それは、一方では孤立した家族の中での児童虐待のような問題となり、他方では子どもの幸せを願う親の愛情や子どもへの期待の強さから独立できない子どもが引きこもったり、拒食・過食などのさまざまな行動に陥ったりするという問題になっているのです。

そして今、その家族自体が崩壊し始めていると私は感じます。具体的に離婚家庭や結婚しない独身者が増えていることだけでなく、一緒に暮らしている家族でもそうなのです。大都市圏とくらべると私の住んでいる地方圏、特に少し郊外に出た農村部では三世代同居の家族がまだまだ多いのですが、その場合でも、祖父母は伝統的農村型文化、父母は核家族的な都市型文化、そして子どもたちは一人ひとりが携帯を持って希薄につながろうとする個人の時代の文化と、それぞれの世代がまったく違った文化的背景の中で生きていています。

その中で父母や祖父母の年長世代は、長く生きてきて多くの知識や知恵を持っていますが、知識はインターネット検索で即座に得られるものにかなわず、長く生きてきた中で培われた人生の智恵も世の中の変化のスピードについていけなくて、尊敬の念で受け取られることが少なくなってしまう。だから、親としての威厳でもって少し大きくなった子どもを家族にとどめておく力は弱くなっているといわざるを得ません。それが老人虐待にもつながります。昔からいばって身勝手な命令ばかりしていた老人たちは嫌われて、必要な介護も受けられなくなるのです。

また、今の時代には、家族に心配をかけないことがやさしさであると考えてしまう人が多くなったように感じます。そこに家族に対しても自分の弱さは見せられないというプライドが複雑に絡み合うこともあるかもしれません。そうして自分の抱えている苦しさや問題、例えば親の世代なら会社でのトラブルやリストラ、子どもならいじめられていること、あるいは過食やリストカットなどの行動も、家族の誰にも伝えずに一人で抱え込んで、さらに追いこまれていくことになってしまう。そのようなことが若者にも中高年世代の人にも見られて、それも家族崩壊の一つの姿でしょう。

思春期の病理現象の意味すること

世代によって異なった文化を持っていて、お互いにその生き方の違いを理解できないままに、複雑に衝突を繰り返している状況を、私は医師として対面する患者さんたちにもミーティングにおいてもよく見ます。その世代間の摩擦が臨界点に達したとき、その矛盾を、不安定な思春期の子どもたち、特に兄弟姉妹の中で最も感受性の強い子どもがある種の病理現象として表すことがよくあります。

病理現象という言葉を使ったのは、それが現実の生活にさまざまな困難を引き起こしてしまうからですが、例えばこの本に書いている依存症はまさにその一つです。それ以外にも、思春期には、パーソナリティ障害や解離性障害、さらには不登校・引きこもりなど、いろいろな形で、「症状」が生じてきやすいのです。それは人生、生活、場合によっては生命（すなわち英語のLifeに含まれるすべて）の困難を引き起こします。

独立していくべき思春期に、その困難に直面したとき、これらのどれかの形がその場を生き延びるためにあらわれてきます。それは摂食障害（およびそれを含む依存症）の場合と同じです。そのどれが選択され表に出てくるかは、その人の性格や生活状況によって違ってきます。重症の場合はそれらが組み合わさって出てきます。

そのどれで生き延びたとしても、その結果、よけいに苦しく、生きづらくなってしまいます。そのような苦しさを避けようとしたのでしょう、現実社会の矛盾をオウム真理教のような非合理な教義に救いを求めた人たちもいます。その信者として違法行為に走った人たちの中には非常な高学歴の人たちが何人もいました。そのことからわかるように、こういった生きづらさは知的能力では解決できないものです。

そして、放置しておくと、引きこもりが非常に高齢化してきているように、思春期からずっと長く引きずっていき、身体表現性障害（明確な身体疾患がないのに、あたかも病気があるようなさまざまな身体症状が長く続く状態）となって、治療の効果のないまま苦しむ人生が続くことがあるし、実際に体の病気を伴ってくることにもなります。さらには事故に遭遇したりして生命の危機を招きやすくなることもありますし、事件を起こしたり巻き込まれたりもします。ストーカー殺人や家族・親族間の殺人事件などが報道されると、犯人となった人の背景にどのような苦しさがあったのだろうか、そして育った家族はどのような状況だったのだろうか、などと考えてしまいます。

そのようにして高齢まで引きずらないように、若い、心がまだ柔軟なうちに何とかしていきたい。そのためには、自らそのような苦しさから脱出したいと心から願い、適切なグループや医療など差し出されている有効な手につながっていかなければなりません。私の経験では、30歳代半ばまでにそうすれば、時間はかかっても良くなっていきます。40歳を越えてからだと、何とかしたいと思っても変わっていくのはかなり困難になりますが、それでも本気で頑張れば変われます。私自身も、自分の生き方ばかりを考えていたところから、摂食障害に苦しむ人たちの話を本気で聴けるようになったのは50歳頃でした。

そのさいには、自分一人で変わっていくのは難しく、誰か（どこか）につながりがほしい。そのつながるべき適切な手がどこに差し出されているかを探し当てるのに困難があるのですが、ネットを利用していければと思います。ただ、ネットには怪しげな情報も多いのがさらなる問題なので、それを見分ける眼が必要なのですが。

生きづらさの悪循環を引き起こす病理現象のうち、依存症についてはすでに詳述しましたし、不登校・引きこもりはどのような状態か容易に理解できるでしょうが、パーソナリティ障害と解離性障害については少し解説しておきたいと思います。この本は摂食障害について書いているのですが、それと共通する背景を持っているし、合併して出てくる場合も多いからです。

パーソナリティ障害とは？

パーソナリティ障害は、以前は「人格障害」と言っていましたが、それではその人の人格を根本的に否定してしまうように聞こえるからでしょうか、「人格」のところを英語で表現するようになりました。

アメリカ精神医学会の診断基準（DSM-5）ではパーソナリティ障害を3群に分けています。A群は統合失調症に近いような風変わりな妄想を持つものです（これは摂食障害とはあまり関係しないと思います）。B群はストレスに耐える力が弱くて感情が激しく混乱し、他人を巻き込む傾向の強いもので、反社会性、境界性、演技性、自己愛性パーソナリティ障害が含まれます。C群は不安や恐怖心が強く、周りの評価が気になりやすいもので、回避性、依存性、強迫性パーソナリティ障害などです。このB群、C群のパーソナリティ障害は摂食障害と合併して見られる場合が少なくなく、そうなると生きづらさも強くなります。

これらのパーソナリティ障害のうち、最も典型的なものは境界性（ボーダーライン）パーソナリティ障害でしょう（精神病との境界領域にあると考えられた時期があったためこの名前がつけられましたが、統合失調症などの精神病とはまったく違ったものです）。ある人を神のごとく尊敬しているかと思うと、その人の一言に傷ついて地獄へ突き落とそうとするような言動に急変するような、対人関係が不安定で激しく変化するために、付き合うのがなかなか難しい人たちです。その心の中では、怒り、空しさ、寂しさ、見捨てられ不安や自己否定感などの感情がめまぐるしく渦巻いていて、リストカットや、ギャンブルや買い物での浪費、薬物乱用、さらには混乱した性的関係など、衝動的で自己破壊的な行動に陥りがちです。常に強い不安と慢性的な空虚感を抱え、その不安や葛藤を自身の内で処理することが苦手で、一見とるに足らない理由で容易にパニックに陥ることが多いのです。

これは性格の問題だから治らない、どうしようもないと考える医師もいます。しかし、パーソナリティ障害の専門家たちは「治る」と言っています（ただし時間はかかります）。荒れ狂っていたような時期があって、診断基準を当てはめるとボーダーラインだったといえる人だったけれど、見捨てずに何年も付き合うと、この人は本当はすごくやさしい人だとわかった――そのような人たち何人かと私は今も言葉を交わしています。

解離性障害とは？

解離性障害は、診断基準によって定義や含まれる状態が異なっているのですが、いずれにしても、受けとめきれない激しい心の苦しさやトラウマ体験に襲われたときに、その状態を生き延びるための自己防衛として、記憶や感情など脳機能の一部分を切り離して、自分が自分であるという感覚が失われるような状態です。それによって、隠れていた別のものが表に顔を出してきたり、あるいは何かが入り込んできたりすることもあって、さまざまな症状を起こしてくるのだと私は理解しています。

それが比較的軽い場合は、現実の生々しい体験から遊離してぼ〜っと傍観者のように感じる離人症状態になります。私自身にもそれにあたるのだと考えられた状態の経験がありますす。強いストレスをやり過ごしながら毎日を送っていた頃のことです。招かれた講演に行くために予定していた列車に乗ったのだけれど、何だか現実感が乏しくて、これでいいのか不安になり、手帳の予定表や乗車券、時計に表示される日付などを何度も確認していました。

もっと重い体験の際には、その出来事が記憶に残らない解離性健忘を起こすでしょう（健忘とは記憶の障害のことですが、この「健」は健康の意味ではなく、はなはだしいという意味です）。激しい場合には、第1章の「消された記憶」のところで紹介した女子学生のように、中学3年間の記憶がフィルム1枚の静止画像以外に何も残っていないような状態になることもあります。健忘が起こる際に、自覚しないうちにその場を離れて思ってもいなかったところに行ってしまう解離性遁走を起こすかもしれません。

一時的にそのような状態になったところに、押さえ込んでいた部分の性格が顔を出すのでしょうか、解離性同一性障害（いわゆる多重人格）になることもあります。最初は別人格の行動は主人格の記憶に残らないことが多いようですが、しだいにいくつもの人格が出てきてしまうことを理解していくようになるようです。これが最も重症の解離性障害と考えられますが、子どもの頃の近親姦など性的虐待によって起こることが多いという報告があり、私の患者さんでもそのような人を経験しています（その人は過食症も境界性パーソナリティ障害も合併していて、楽に生きられるようになるには他の人たちよりもずっと長くかかるかもしれないけれど、少しずつ成長していて、あきらめずに一緒にやっていこうと伝えています）。

それ以外に、身体表現性障害に含むべきなのか解離性障害に含むべきかは定義によるのではないかと思われる状態もあります。例えば、ものが見えなくなったと訴えて眼科を受診してきたけれど、神経機能にはまったく異常がない（すなわち心因性視覚障害の）思春期の人たちのことを眼科医から聞いています（私の尊敬する児童精神科医は、そのような人にはお母さんの膝枕でビタミン剤を点眼するとよい、と言っていました）。そのような解離性の知覚脱失は視覚だけでなく、皮膚感覚・聴覚・嗅覚・味覚でも起こることがあり、大きな精神的ショックのあとでは一時的に食べものの味がわからなくなることはふつうの人にもあるかと思います。

さらに、言葉を話そうとしても声が出ない失声を起こした人は有名人にもいますし、私も直接にかかわったことがあります。思うように体を動かせなくなったり、場合によっては昏睡状態に陥ってしまうこともあると報告されています（このような状態は解離性転換性障害と呼ばれることもあります）。

解離によって幻覚が生じることがあり、例えば「食べちゃいけないと誰かに言われてる……」という幻聴の声に押されて極度の拒食になった人がいました。幻聴は統合失調症の重要な症状ですが、その人の幻聴は統合失調症の外部から入り込んでくる声とは明らかに質が違っていて、自分の内部にある声でした（この解離性幻聴には薬は無効です）。この人は一時は1日900キロカロリーしか摂らなくて入院が必要だった時期もあり、最初の拒食による休学から10年近くかかったけれど、自分の心を表現する方法（その人の場合は絵画でした）を見つけて見事に成長し、自分の望む仕事を得てはつらつと生きています。

ゆっくりと、「成長」という出口へ

以上のような解離性障害は、「疾病利得」という言葉で示される「現実の困難を回避するために症状を演技的に作り出している」ものではなく、脳の（意識ではコントロールできない）無意識の領域の作り出している症状です。精神科医の野間俊一先生は、解離性障害について、「患者さんたちの根本には他者への根源的不信と自己存在の後ろめたさがあるから、その治療の最終目標は症状の軽減や除去ではなく、『自分が生きていてもいい』という自己存在の承認とそれを可能にするための他者への信頼の回復である」と論じられています（「臨床精神医学」46巻12号、2017年）。

実は野間先生は「SEEDきょうと」という摂食障害の人たちを支える活動の中心に

なっている方で、この捉え方は解離性障害に留まらず、思春期に吹き出す生きづらさのすべてに通じる理解と、それに対する態度であると私は考えます（「信頼の回復」については次章で改めて考えます）。

また、臨床医としては境界性パーソナリティ障害や引きこもりなどを専門にしてこられた精神科医（今はこの分野で最もアクティブな論客）である斎藤環《たまき》先生は、思春期の生きづらさは、依存症、パーソナリティ障害、解離性障害、引きこもりなどさまざまな形で出てくるが、どの形で出てきているとしても、結局のところ、出口は成熟することしかない、と論じられています（『博士の奇妙な成熟』日本評論社、２０１０年）。私もそのとおりと思います。

ただ、「成熟」というと、成熟してしまわないと楽に生きられるようにならないと感じて、よけいにつらくなるかもしれません。それで私は、その途中でもよい、それに足を踏み出して、揺れながらゆっくりやっていけばよいと考えます。それで、「成熟」よりも「成長」という言葉の方を使いたいと思っています。思春期に生きづらさが吹き出してくると、それがどのような形であれ、人間としての成長、すなわち社会の中で生きていくために必要な資質を得ていく過程を止めて（あるいは遅らせて）しまいます。それを支援の手につながって、再開しましょう、そして、ゆっくり成長していきましょう、と私は患者さんたちに伝えています。

摂食障害の低年齢化と高年齢化

そのように思春期に吹き出す苦しさのことを考えてきましたが、話を拒食症・過食症に戻します。

拒食・過食に苦しんで抜け出しにくくなる摂食障害が話題になり始めた頃、これは思春期の病気と言われていました。栄養がよくなったことと、子ども時代からさまざまな情報に曝されることの影響で、子どもの成長が早くなってきたのでしょう、もう小学校の高学年から摂食障害を発症する子どもたちが報告されるようになっていますが、それは思春期が早まっているのであって、やはり思春期の病気といえます。それゆえ、中学校・高校だけでなく、小学校の先生たちにもこの病気を理解してもらう必要性があります。

しかし、単に思春期の病気とはいえなくなってきていると、私はだいぶん以前から感じていました。例えば、福島お達者くらぶのミーティング参加者を見ると、この会が始まった1990年代初めの頃は確かに中学生・高校生という思春期の人たちが中心で、雰囲気が少し違っている少数の20歳以上の人たちのために別にシニアミーティングが必要なのではないかと考えたこともありました。しかし、参加者はしだいに高齢化し、２０００年頃には10歳代と20歳代が半々くらいになり、２０１０年頃から現在の参加者の平均年齢は20歳代後半から30歳代に達し、子どものいる人もいて、逆に中学生・高校生の参加は珍しくなっています。

思春期の人の摂食障害がなくなったわけではなく、中学校や高校の養護の先生たちに聞いてもたくさんいると思われるのに、その人たちはミーティングには来なくなったようなのです。なぜなのでしょうか。

それは、一つにはインターネットやＳＮＳなど、気楽に人とつながることのできる手段を使えることがあると思います。そのようなサイトにより、リストカットと同様に、食べて戻すくらいは当たり前というような考え方が広がって、以前のように、自分だけがおかしいのじゃないかと一人で苦しんで這々《ほうほう》の体《てい》でミーティングにたどり着くようなことがなくなったのではないかと考えられます。それで何とかやり過ごせるくらいに、思春期の人たちの摂食障害の背景にある問題は（もっと高齢の人たちに比べて）単純であることも多いのかと思います（このことは後ほど考えます）。

それでは、今ミーティングに参加している20〜30歳代の人たちは思春期の頃からずっと摂食障害に苦しんでミーティングに来ているのでしょうか。ミーティングに来る人たちの中で、繰り返し参加しても良くならない人たちはあきらめて来なくなるし、（卒業とまではいかなくても）回復へと足を踏み出した人たちは自分の生活に忙しくなって来なくなります。すなわち、ミーティングに熱心に通う人でも、数年以上にわたって参加するのは特別な事情を抱えている例外的な人で、今来ている20歳代半ば以上の人たちは思春期からずっと参加しているのではありません。

実際、その人たちが過食を始めたのは思春期ではなく、大学入学後だったり、就職してからだったりという人も多く、結婚してからだったり、子どもを産んでからという人もいます（これは全国のどのグループでも共通しているようです）。すなわち、思春期ではなく、青年期になってから摂食障害を発症する人たちが増えてきているのです。それは、本来なら思春期にぶつかって解決しておくべきものを、その時点では親の庇護や受験などに目を向けることで見ずにすませ、いざ社会に出た、あるいはそれが迫った時点でぶつかってしまうのかもしれませんが、抱えている不安は年代によって違っていると考えられます。

２０１８年に福島お達者くらぶが日本摂食障害協会と共催で行った公開講演会の参加者１２５人の中の本人24人の年齢分布は、10歳代、20歳代は３人ずつでしたが、30歳代が最も多くて10人、さらに40歳代が６人に50歳代が２人もいて、明確に見えた高齢化が衝撃的でした。そのように、高齢の人たちの方が必死に出口につながるものを求めているのかと想像しています。

何が「不安」なのか？——年代による違いと、対応法

いずれにしても、摂食障害に苦しむことになってしまう人たちの心の中には強い不安が渦巻いていると考えられます。その不安の内容は年代によってどのように違っているのでしょうか。

大人になれるだろうか？

私は考えるのですが、思春期は「大人になれるだろうか」という不安が中心なのではないでしょうか。子どもの頃はただ親に守られて生きていればよい。しかし、（この章の最初に考えたように）思春期には性衝動に伴って親からの独立戦争を闘うようになるけれど、それをうまくやっていく知恵はまだ持っていない、誰にとっても不安な時期です。特に時代の空気として流れる不安を敏感に感じ取る鋭い感受性を持つ人は、小さい頃は親の気持ちを汲み取ってよい子で通すことができるけれど、思春期の独立の欲求はそれを続けさせてくれず、そこで不安が一気に噴出して、その苦しさをさまざまな行動で表すことになり

がちです。

そこで非行などで親を悲しませたくないという思いが強い女性なら（あるいは男性でも）、その苦しさを外に向かっては出せず、食べることか、黙って自分の腕を切ることにしか行くところがないでしょう。それが摂食障害やリストカットなのだと思います。

そのように一種の試行錯誤を繰り返し、時には道を踏み外しそうになりながらも、実際に大人へと足を踏み出してしまえば、「大人になれるだろうか」という不安は薄らいでいって、いつの間にかよくなっていく人も多いのだと思います。

実際、私は長年にわたって医学部の学生諸君を見てきて、そう感じます。学生時代の前半くらいには少し不安定で私のところに相談に来る人たちがいて、その中には高校時代には過食嘔吐していた、あるいはその頃から今も過食嘔吐していると明かしてくれる人たちが何人もいたのですが、学年が進んでくると落ちついていく人も多いのです。臨床実習が始まったりすると自分の生きていく道が見えてくるし、モラトリアムが許される長い学生生活の中で、大人の世界で生きていけるだけの知恵や技術を身につけていっているのだと思います。

私自身を思い返しても、思春期から学生時代は危なかったと思うことが多々ありますが、仕事をするようになって少しずつ落ち着いていきました。周りにいる親や教師という大人は、少し離れて見守りながら、必要なときだけ手を差し伸べて、大人になるのをサポートしてあげればいいのでしょう。

この現実社会で生きていけるだろうか？

しかし、抱えた心の傷が深く、あるいは新たに傷を負って、学生時代に過食をやめられなかった人もいます。例えば、ある研修医の女性は、過食症に苦しんで学生時代から診てもらっていた精神科医に「僕が言うようにできないなら、医者なんかやめてしまえ」と言われて、それが傷をさらに深くしたのでしょう、実際にやめてしまいました（「精神科医なのに、何という奴だ」と思うのですが）。その彼女は福島お達者くらぶのミーティングにも参加するようになって少しずつ落ちつき、数年後に研修を再開して、大震災もあって途中で挫折したりしながら何とか修了し、医師として働いていると聞きます。

そのように思春期に抱えたまま解決できずにこじれて変容していったり、あるいは新たに抱えることになってしまった青年期の不安は、「この現実社会で生きていけるだろうか」という、思春期の「大人になれるだろうか」よりずっと深刻なものになっているのではないかと考えます。

第1章の「生き延びることができなかった人たち」のところで書いた大学生の男性は、

親から愛されているのだろうかという一つの不安が解決したあとに、まさにこのような不安を抱えて、食べ吐きがよけいにひどくなったのでした。その症状としての過食・嘔吐はひどくなっているとしても、それはけっして病気が悪くなっているのではなく、回復へのステップを一つ上がったことで、よりレベルの高いストレスがかかったためです。間違いなく成長の道を進んでいたのです。

そのように、中学生・高校生よりも、今ミーティングに来ている大人の世代になっている人たちの苦しみの方が深刻で、特にこの格差社会の中で以前よりも解決が難しくなっているように感じます。拒食症が社会の話題になり始めた頃は、摂食障害は思春期の病気だから、結婚して子どもが生まれたら回復したと考える専門家もいました。しかし、それとは違う、この社会の中で「生きていけるのか」という、より深刻な、存在自体にかかわる問題を抱えていることを理解して、医師やカウンセラーなどの援助職の人たちは20歳代以上の摂食障害の人たちに取り組んでいく必要があると考えます。病気だけでなく、社会生活のサポート（例えば就労支援）が必要になってくるために、以前よりも対応が困難になっているのです。

中高年まで生きてきた力は持っているのに

そんなふうに私は考えてきていたのですが、最近、また新たなことを考えさせられています。それは、40歳代、50歳代という、もっと高齢の人たちのことです。そんな高齢の摂食障害があるのかといぶかる人もいたのですが、2010年の日本摂食障害学会では「遷延化した中高年摂食障害患者に対するソーシャルサポートについて」というシンポジウムがあり、専門家の中では問題になっているのです。

その中高年、さらには老年期にさしかかって摂食障害に苦しんでいる人たちの問題の本質は何なのでしょうか。私の知っているその年代の人たちは、共通して、ご主人などとの関係はけっして望ましい形のものではない（なかった）けれどＤＶ・虐待というほどのものではないし、子どもがいて家族の中で母として存在しています。もちろん、そこには子どもの頃の親子関係などで生じた自己評価の低さが関係しているようです。しかし、ともかくもそこまで生きてきた力は持っているわけで、生きて（食べて）いけるのだろうかという不安が心を占めてしまっているのでもない。それにもかかわらず生きづらさ・不安感が吹き出してきて、食べ吐きをやめられずにいます。

そのような人たちを見ていて、その抱えている不安は何なのだろうと考えさせられました。それは20歳代の今から社会に出て行かなければいけない人たちや、働きたいけれどまだ働けないでいる人たちが抱えているものとは違うでしょう。そこで浮かんだのは「自分はこのままで（毎日つまらない生活で）しか生きていけないんじゃないか」、「自分の人生はこのまま（本当の幸せなんて知らないまま）終わってしまうのではないか」ではないか、ということでした。

そして問題は、このような40～50歳を超えた中高年の人たちの場合は、生き方が固まってしまっていて、簡単には変えることができなくなってしまっていることです。楽に生きられるようになるためには、そこまでの生き方を修正していくほかないのですが、それが非常に困難なのです。ミーティングで話すこともメールに書いてくることもいつもまったく変わらず（ミーティングに来なくなって数年以上経ってまた来るようになったときに、以前とまったく同じことを話した人もいます）、そのポジションから抜け出す気がないのではないかとも思わされます。

若い人たちに対する場合は、寄り添い、混乱しているその人の人生の物語を受けとめてその整理を手伝うだけで、2～3年はかかっても、自然に変わっていってくれる人が多い。中高年の人たちには、それとは違った対応が必要になります。

私の経験を書いてみます。（摂食障害とは少し違っているのですが）原発事故後の避難などが関係して中学生の娘が引きこもってしまったことで、そのお母さん（40歳代）の方が強いうつ状態になって入院してきました。娘を何とかしてあげたくて、「ああしなさい、こうしなさい」といろいろ手を差し伸べてもどうにもならなかった、と言います。その人に私は「それは娘さんへの支配で、そんなふうに支配したくなるのはお母さん自身が不安を抱えているためです。楽になるには（娘さんを手放して）自分が自立していかなければならない」と言いました。３ヶ月の入院中にそれを言い続けていたら、そのお母さんは「退院したら自立するために働きます」と言うようになりました。実際に紆余曲折しながらもパートで働き出して、同居していても絶縁状態の夫からも精神的に自立できるようになっていきました。そして、それに呼応して娘も少しずつ外に出られるようになりました。

母親と共依存状態にあった40歳の人も、母親がまったく思うように動いてくれないどころか、母親の方からあれこれと生活のことを指図してくる、そのストレスから拒食状態になって、体重が減少して仕事を続けられなくなりました。そこで母親と離れるために１ヶ月半ほど入院してもらったのですが、その間にお母さんとの支配合戦のこと、そしてお母さんをあきらめるほかないことを教え続けました（そのお母さんは私との面談でも「私が悪いと言うんですか！」などと気色ばんで言う、とても自分を変えられる人でなかったのです）。そうしたら、何とか母親から離れていられるようになって体調を回復し、仕事に戻れました。

そのように、中高年の人たちには、ただ受けとめ支援するだけでなく、生き方を変えていくために必要なことを、こんこんと何度も繰り返し時間をかけて教えていくほかないかと思います。ただ、そんなことは反発されてしまうことが多いから、十分な信頼関係ができてからしかできない困難さがあります。困り果てて動けなくなってから来る人の場合には、まず受けとめてあげることでその関係構築が可能になるのですが、そのような人でも(十分に話す時間を持ったけれど)結局は変わることのできなかった人も経験していて、生き方を変えていくのは本当に難しいと感じています。

複雑化する問題

以上のように、同じ摂食障害といっても、年代によって問題は違っていると考えられます。もちろん、抱えている不安の種類は年齢だけで分けられるものではなく、人によって違っています。例えば、私がメールのやりとりでかかわっているある人は、40歳代に入ったところで一念発起して管理栄養士の国家試験に合格するなど、ようやく働くことを必死に模索、そして虐待を受けてきた親からの独立をはかっていて、その人の苦しさは20歳代半ばの人たちと共通していると感じられていました。その人は、さらに十年近くも試行錯誤し続けましたが、親からの距離を置くことも意識しながら、頑張って自分の人生を自分で選択して生きられるようになってきました。

いずれにしても、抱えている不安の種類が違えば、目指すべき回復の姿は違っているだろうし、医師やカウンセラーなどの援助職の人のかかわり方も違っていかなければならないでしょう。しかし、思春期の人の病気という認識から始まった摂食障害が、青年期の人はともかく、中高年の人たちにまで広がってきて、問題は複雑化してきていると感じます。それぞれの状態に応じた対応を考えていかなければならず、それぞれの人が抱える状態を広く見ていく眼が必要だと思います。

第6章

心の傷——トラウマを癒やす

拒食症や過食症に苦しむことになるのは、安心できなかった子ども時代の影響が大きいことを論じてきました。それは、育ってきた過程で心が傷ついてきた、その痛みに荒れ狂っている心の中の思いが、自立を促される思春期以降に、その傷口から吹き出してきているのだ、とも考えられます。心の傷（トラウマ）がうまく治癒していかずにこじれると、前章までに解説してきた「依存症・パーソナリティ障害・解離性障害・引きこもり」などのさまざまな病的状態や、心的外傷後ストレス障害（PTSD: post-traumatic stress disorder）を発現していくことになる、摂食障害もその一つなのです。そこで、この章ではその心の傷のこと、そしてそれをどのように癒していくことができるかを考えたいと思います。

なお、トラウマ（trauma）というのは、本来は外科の領域で外傷（けが）のことを意味する言葉でした。それが今は心的外傷（心の傷）の意味で使われることが多くなりました。たくさんの人が巻き込まれ死亡する人も出た大事件や大事故に遭遇した（その中で自分は生き残ってしまった）。あるいはレイプの被害にあってしまった。そのような経験は心に深いトラウマを残します。その傷が癒えずにＰＴＳＤに進行してしまうことがあります。

しかしそれだけでなく、子どもの時代に（あからさまな虐待でなくても）無視され続けたり、あるいはいじめを受けたりしたような、一回一回は軽くても、逃れがたい状態で繰り返されたこともトラウマになります。それによるＰＴＳＤは「複雑性ＰＴＳＤ」と名付けられることがあり、拒食症や過食症はこの型のＰＴＳＤと考えられる場合が多々あります。

ＰＴＳＤの発生とその予防・治療

ＰＴＳＤとは、強い不安・恐怖に、不眠・集中困難・怒りの爆発などの過覚醒症状を伴い、トラウマの原因となった事物が思い出せなくなったり無意識に回避しようとしたりする、それにもかかわらずその場面の恐怖がフラッシュバックし追体験してしまうことでよけいに苦しむ、そのような状態がトラウマ体験から3ヶ月以上経ってから生じるものです。そのことを述べていく最初に、少し学問的なことを書きます。難しいと思う人はこの節をスキップしてもかまいません。

心の傷となった記憶は、育ってきた中での親子関係であっても、大きな事件との遭遇であっても、それが意識に上るととても生きていられないくらいに苦しいときには、記憶の抑圧と呼ばれる現象によって意識からは消されて、無意識の領域に押し込められることがよくあります。さまざまな生きづらさを抱えて苦しんでいる人たちは、その意識に上らなくなった記憶に突き動かされて行動したり、あるいは逆にそれに縛られて身動きできなくなったりしていることが多いのです。

また、あまりに不安や恐怖が強いときには、解離性健忘として最初から意識に上る形の記憶には残されないこともあります。それでも記憶の刻印は脳のどこかに残ります。

人の大脳には左右半球の機能の違いがあって、恐怖などのネガティブな感情を引き起こす出来事が記憶に残っていくとき、その記憶の意識に上り言語化されうる部分は左半球に生じます。一方、抑圧や解離で意識には上らない（すなわち言葉にできない）感情の記憶は右半球に生じます。

私は過食症の人たちが話すことを時間をかけて聴いているのですが、例えば第1章に書きましたナナさんの場合のように、レイプされたというような過去の重大事件が記憶から消されているのを知ることがあります。またお母さんに愛されなかったのではないかというつらい思い出を自分で否定している場合もあります。そのような場合、意識に上らないように抑圧することができる記憶は左半球の言語化できる記憶だけで、言語化されない右半球の記憶、すなわち言葉にできない恐怖や不安などの感情の記憶は残り、それが心を縛っているのだと考えられます。

その右半球の感情の記憶が何かの拍子に（例えば、ドアがバタンと閉まった音で車が衝突したときの恐怖が）甦ったとき、左半球の言葉にできる記憶が抑圧されていると、なぜそんなに怖ろしいのか言葉にして説明できないだけ、よけいにわけのわからない恐怖におびえることになります。それを過食症の人たちは、とりあえず食べものを口に押し込むことなどでやり過ごすほかなくなるのです。

そのように不安や恐怖に縛られ、おびえて毎日を過ごさなければならない人たちを、私たち精神科医や心理カウンセラーは何とかしてあげたい。しかし、それはなかなかに困難です。薬はあくまでもその場の不安を少し弱くするだけで、心の中の恐怖の記憶にはまったく効きません。そんな恐怖の記憶を何とか弱めてあげられる方法はないものでしょうか。

恐怖の経験は甦ると不安定になる

この恐怖の記憶について、神経科学の分野でセンセーションを起こしたネズミでの研究がありました（Nature ４０６巻７２２頁、２０００年）。条件刺激として音を聞かせ、その直後に足に電撃を加えると、ネズミはたった1回の試行で条件付けられ、恐怖の学習が成立します。すなわち、その条件刺激の音を聞かせると、電撃はなくともネズミは恐怖の記憶が甦って、固まって動けなくなります（フリージングといいます）。この恐怖の記憶はきわめて長期に保たれて、何ヶ月後かにその音を聞かせてもやはりフリージングが起こります。

ところが、条件刺激によってフリージングが起こっているときに、両側の扁桃核（恐怖や不安などネガティブな情動を処理する脳部位です）にタンパク合成阻害薬を注入すると、その恐怖の記憶が消去されることが示されました。そのあとに学習が成立していた音を聞かせてもフリージングが起こらなくなるのです。

短期記憶が長期記憶となる記憶の固定の際にはタンパク質の合成という過程があり、その阻害薬は固定を障害して長期記憶を成立させないことがずっと以前から知られていました。一度は成立した恐怖の記憶のタンパク合成阻害薬による消去の研究は、こんなに強固な長期記憶でも、恐怖の記憶は読み出されると不安定になって、そのたびに固定され直すことを示しています。すなわち、長期記憶の神経回路は強固に不変のまま維持されるのではなく、読み出されるたびに不安定化と再固定が繰り返されることが示されたのです。

この研究から人のことを考えてみると、戦争や大災害の恐怖の体験をした人が、その記憶が甦ってきたときに、そこに誰も助けてくれる人がいなくて、さらに恐怖が強くなった形で再固定が繰り返されていくとＰＴＳＤを生じてしまうのではないかと考えられます。ふつうの場合、恐怖を経験してもその記憶は数ヶ月で弱まっていくことが多いのに、ＰＴＳＤは数ヶ月くらいあとになって発症していく、それはその恐怖が強まった形で再固定されることが繰り返されていくことで生じるからでしょう。

そこで、PTSDに苦しむ人たちの恐怖の記憶を、タンパク合成阻害薬のような薬で消すことができないかという研究を行っている人たちがいます。しかし、たとえそれが可能になったとしても、私はそのような治療には反対です。なぜなら、そのような人たちはその恐怖の記憶に苦しんでいると言っても、その記憶がその人を生きさせているところもあるかもしれないと思うからです。その記憶がいきなり消えたら、その空白に何が起こるのか、まったく想像できません。

物語ることによって恐怖を弱めていく

それでは、その記憶が意識に上るものであっても抑圧されているものであっても、恐怖の記憶に縛られてしまっている人たちをどうすればよいか、何ができるでしょうか。私は次のように考えます。

恐怖の記憶が甦ったときに、そばにいてその苦しさに共感して手を差し伸べてくれる人がいたなら、恐怖は少しだけ和らぐでしょう。そうして、恐怖がほんの少しだけでも弱くなった形で再固定される。そのようにして少し恐怖が弱まった形での再固定を繰り返していくと、その記憶の恐怖は少しずつ弱まり、しだいに消えていくでしょう。それが回復への、時間はかかるけれど、重要な手続きだと私は考えています。

そのためには、その人たちに恐怖の記憶を何度も甦らせてもらわなければなりません。その恐怖の体験を話してもらうのです。しかし、恐怖の体験をした人たちは、言葉にできる左半球の記憶は抑圧されてしまっている、あるいは解離性の健忘を起こしている場合があります。その場合でも、その記憶のホンの切れ端とか、その記憶につながる何かは思い出せることが多いでしょう。そのような切れ端の記憶をたぐり寄せ、つなぎ合わせて、そこまでの人生で体験してきたものを一つのつながった物語にまとめていくことは、時間をかけていけばできるのではないかと思います。

しかし、その記憶を甦らせて物語ることは、その恐怖を再体験することでもあります。その再体験を恐怖が強まった形の記憶として再固定することを避けるためには、その再体験は絶対に安全な状況の中で行わなければなりません。すなわち、自分はここにいてよいのだと感じられる安心できる場所と、心があたたかく通い合っていることを感じられる信頼できる人間関係がそこに必要です。

そのような状況の中で、表面上は意識から消えていたけれど心を縛ってきた、切れ切れの記憶を思い起こして言葉にし、それをつなぎ合わせてその人の生きてきた物語に紡ぎ上げて話すことが必要なのです。そのように言語化すれば、心を縛ってきた訳のわからない恐怖が何に由来するか説明がつき、その時に自分はけっして悪くなかったのだというような再解釈もできるようになるでしょう。

そうやって、言葉にできる左半球の記憶で右半球の感情の記憶に対抗してその由来を納得するとともに、自分の心が通じ、受けとめてくれる人がいるという安心でもって、恐怖の基になる記憶を弱めながら再固定を繰り返していくことができます。その際、出てくる言葉は混乱したままのことも多いでしょう。それを整理してあげながら、さらに言葉にしていくことを励ます、それが精神科医やカウンセラーといった援助職の人たちの重要な仕事だと私は考えています。

その時に安心を感じてもらえるには、その苦しんでいる人たちの人生への共感と愛情が必要です。私は、不安を抱えていても、それを他の人を殴ったりいじめたりして晴らすのではなく、その苦しさを摂食障害やリストカットなど自分の体で引き受けている、そのような人たちを愛おしく感じます。それが今の仕事を続けていく原動力です。

ただし、第1章の「消された記憶」で述べたように、この記憶を甦らせ、恐怖や苦しさを再体験する作業は、心がその準備のできている人たちにしかできません。たとえ体は大人になっていても、さまざまな事情で心の成長が遅れてまだ幼い状態に留まっている人には、この作業は苦しみを強くするだけになるため、してはならないのです。そのような人たちには、苦しさを受けとめてあげながらゆっくり成長を待つ、そして言葉を介さない治療法を行うしかありません。

性格として染みついた記憶をカバーする

言葉にして語ることで恐怖の記憶（その感情の部分）を書き換えていく治療は、大人になってから体験した恐怖には有効です。子どもの頃の体験による恐怖よりも比較的短時間で効果が得られるでしょう。しかし、例えば子どもの頃に虐待を受けていたなど、小さい子どもの頃の記憶を変えることはきわめて困難です。その頃に明確な言葉にできない形で脳に刻印された記憶は、大人になってからの記憶と違って、「三つ子の魂百まで」と言われるように（三つ子とは3歳児のことです）、その人の性格として心に強固に染みついてしまうからです（脳がそのように出来上がってしまうのでしょう）。

それでは、その頃に固まった記憶によって作られた性格、すなわち自己評価の低さは変えられないものだとしたら、それに対して何ができるでしょうか。

同じ頃にできあがって変えられない脳の機能に言語中枢があります。言語中枢は大部分の人では大脳の左半球だけにできますが、その部分が例えば頭部の外傷で3～4歳までに壊れてしまうと、反対側の右半球に完全な言語中枢ができます。もう少しあとになって、小学校くらいで壊れると、右半球には少し不完全だけれど一応の言語中枢ができます（ある人の表現では、野球のピッチャーに喩えると、一軍のエースと二軍の控えくらいの差があるとのことです）。しかし、思春期以降の大人になって、例えば脳卒中で言語中枢が壊れると、回復は不可能で、失語症を起こして話せなくなります（完全に壊れることは稀で、残った機能を使ってトレーニングするとかなりの程度に回復できることもあり、それは言語聴覚士の仕事です）。

ところで、私は思春期に入った中学校で英語を習い始めたのですが、アメリカに2年あまり住んでいたこともあり、日常生活に困らないくらいの英語は話せます。しかし、その英語は言語中枢を使って話しているのではありません。実際、パーティーのときに英語で話していて、隣にいた妻から「今、何を話してたの?」と尋ねられたときに、「今こういうことを話してたんだ」と日本語では言えたのに、聞いたばかりの英語を繰り返すことができなかったのです。すなわち私は日本語の言語中枢しか持っていなくて、それを利用して、英語を日本語に置き換えて聞き、日本語を英語に置き換えて話しているわけで、その置き換えの技術は学習して得られたものです。アメリカにいるときはそのことを意識することなく、ふつうに英語が出てきていたのですが。

「三つ子の魂」に基づく苦しさについても、これと同じことがいえます。子どもの頃に性格として染みついてしまった心は変えられないとしても、それを学習で得た知識や意識でカバーしていって、ふだんの生活場面での判断やそれに基づく行動を変えることは可能なのです。そのためには、自分はここにいていい人間なのだと感じられる場所、(どうあるべきではなく)あるがままの自分で受け入れてもらえていると感じられる人間関係など、安心の体験が必要だと、ここで改めて強調しておきます。自分もここに生きていていいのだ、自分も幸せになってもいいのだ、ということを学習していくのです。

ただし、その学習には時間がかかります。英語を習ってもすぐには話せず、何度も何度も練習を繰り返す必要があるのと同じで、その安心の体験は、いかに感動的な大きいものでも一回ではどうにもならず、繰り返し繰り返し、積み重ねていく必要があるのです。それによって、恐怖の記憶自体は変わらなくても、それを安心でカバーしていって、ふだんは目にすることなく暮らしていけるようになります。それを私は「きちんと洗濯して乾かし、たたんでタンスに片付ける」と言います。見ようと思えば引き出しを開けていつでも見ることができるけれど、ふだんはそこに片付けたことも忘れていられるようになるのです。

「安心」を積み重ねることで

そのように安心の体験を積み重ねていけば、子どもの頃に性格に刷り込まれてしまった自己評価の低さによる生きづらさをカバーすることも、大人になってから経験したトラウマによる恐怖の記憶を書き換えていくこともできます。しかし、そうしていけるように手を差し出しても、苦しさを抱えて生きてきた人たちは人を信じることが難しくなっていますから、その手を信じてよいのか、何度も試します。怒りをぶつけられることも多いのですが、その場を耐えていくと、その人たちは本当にやさしい人だったとわかるときが来る。私はそのような人たちを何人も経験してきています。

私はある人から来るたびに「先生は私が好きですか?」と聞かれたことがあるのですが、そのたびに「うざいなぁ、この前も言っただろう」なんて言わず、何度でも「大好きだよ」と答えていました。その繰り返しが大事だからです。

その繰り返しによる学習に必要な時間は年齢によって変わります。（性格が出来上がる前の3歳児なら3ヶ月あれば変わるだろうと幼児保育の現場の人から聞いたのに対し）思春期に入った頃なら1〜2年は必要で、20歳を超えると数年かかることが多い。40歳を超えてからだと（第5章の最後の部分に書いたように）、年数をかけるだけでなく、治療者がこんこんと教え込まないと変われないと感じます（反発されて不首尾に終わることも多いのですが）。若い脳は学習能力に富むけれど年齢とともにその能力が少しずつ衰えていくのと、年とともに生活の習慣が固まって変えにくくなるからです。

それでも、変わりたいと真剣に思っていれば、必ず変われる、と経験から考えています。その思春期を過ぎてしまった人たちと、あせらずに何年でも付き合っていきたいと私は思っています。

あたたかい心の触れ合いを得る

心の傷を抱えていても、その恐怖の記憶の感情の部分を書き換えていく、あるいは安心でカバーしていくことによって、穏やかに楽に生きていけるようになります。そのためには、何度も繰り返し書いて来たように、自分の傷をさらけ出しても大丈夫な場所があり、自分はここにいていい人間なのだ、ありのままの自分で受け入れられているのだ、と感じられる場所や人間関係を得て、その安心の経験を積み重ねていく以外にありません。人の心は1回だけの経験で変われるような簡単なものではありませんが、それを何度も、何年も積み重ねていけば、絶対に変わっていける、それを私は経験で知っています。

それに必要なものはあたたかい心の触れ合いです。不安を和らげ、不安に襲われても生き延びさせてくれるものは、人と人とのあたたかい心の触れあいしかない、というのが私の結論です。それなら、そのあたたかい心の触れあいをどのようにして得るかということを考えなければなりません。

感情を共有してくれる人の存在

そこで話が少しずれますが、自殺のことを考えたいと思います。自殺者が年間3万人を超えていたのは、国を挙げての取り組みでようやく減少に転じましたが、それでも交通事故の死者の減少とは比ぶべくもありません。特に、若い人の自殺が多いままにとどまっているのが大きな問題です。

その若い人たちでない、中高年の（うつ病以外による）自殺は圧倒的に男性に多い（福島県では原発事故の強制避難で、誇りにしてきた仕事を奪われた男性が何人も自殺しました）。

なぜでしょうか。それは、一つにはその世代の男の使う言葉はオーダー言語だからという説があります。オーダー（order）という英語には二つの意味があって、一つは秩序という意味、もう一つは命令という意味ですが、その両方を含めてオーダー言語で、これは感情を外に出す機能を持っていません。

例えば私の大学生の頃（50年ほど前）には、テレビに男の象徴のような三船敏郎という有名な俳優が出てきて「男は黙って＊＊ビール」とビールビンをどんとテーブルに置くコマーシャルがありました。そのあとにも、やはり男のあこがれである高倉健が出てきて、ぼそっと一言「不器用ですから……」と言いました。そんなコマーシャルに象徴されるように、男はべらべらしゃべらないものだと昔から刷り込まれてしまっています。だから、男が話すのは必要なことだけのオーダー言語になり、心に苦しさがつのっても男たちはそれを誰にも伝えられずに、黙って一人で死を選ぶしかなくなるのです。

一方、女性はだいたいにおいておしゃべりですが、その言葉は情緒言語の傾向が強く、友達と1時間でも2時間でもしゃべり続け、そこで「そうだね、そうだよね」と感情を共有してもらえるから、死なずにすみ、生きていけるのです。（ただし、このような言語の持つ機能の性別は急速に消失してきていて、今の若い人たちは男も女も同じような言葉遣いをするようになってきている、それが一時期に頻発したネット心中には見ず知らずの人たちが男女関係なく集まったことにつながっているのかと考えています。）

物語を共有してくれる人と出会うには

そのように、人は感情を共有してくれる人がいると生きていきやすくなります。しかし、感情の共有よりももっと強く生きていく力になり得るのは物語の共有です。物語の共有とはどういうことでしょうか。

例えば２００５年に公開された「ALWAYS 三丁目の夕日」という昭和30年代を描いた映画にあった場面ですが、売れない小説家が飲み屋の女の人に惚れて、想いを伝えるのに指輪を贈ろうとします。しかしお金がないから、指輪の箱だけ贈ります。「小説が売れたら中身を贈るから」という意味です。その女の人は箱を開けて中身がないのを見て、男に箱を返して手を差し出し、「その指輪をはめてよ」と言います。そこで男は（本当はない）指輪をつまみ上げて、女の人の手に触れてその指に指輪をはめてやる（ふりをする）。そうすると女の人はその仮想の指輪を電灯にかざして「まあ、きれい」と言うのです。その二人には間違いなく一つの物語が共有されていました。

そんな物語を共有してくれる人がいたら、人はうんと生きやすくなります。感情の共有でもいいけれど、できたら物語を共有する人がほしい。そのためには――指輪の箱などに込めた思いは受け取ってもらえるとは限らず、「馬鹿にしないで」と突き返されるのが落ちですから——言葉が必要です。しかし、その言葉というのは、「うざい」といったような、その時の気分を吐き出すためだけの言葉ではなく、自分の心の中にあることを、たとえそれは切れ切れの思い出でも、言葉をつなぎ合わせて物語として話せることが必要になってくるでしょう。

世の中はコミュニケーションの時代といわれます。若い人たちだけでなくかなりの年齢の人たちも携帯（スマホ）やパソコンでメールのやりとりを楽しんだり、あるいは返事が返ってくることで友達であることを確かめ合ったりしているでしょう。しかし、そのコミュニケーションの中身はブログ、さらにツイッターと、どんどん短くなっています。しかも、その内容ではなく、「いいね」というだけの反応も含めて返信があるかどうかや、その返ってくる時間や回数だけが問題にされたりします。そんな短い言葉の投げ合いで伝わるのは生《なま》の感情だけで、その感情は生きるための力になる「物語」の共有にはなかなか至らないものです。生きる力となるのは、言葉をつなぎ合わせて語る中に込められたせつせつとした「感情」や、その「物語」の共有です。

拒食・過食などは生き延びる手段であると同時に、自分の心の中に抱えたわけのわからない苦しさや言葉にできない思いを訴える手段です。しかし、そんな手段で訴えても、なぜそんなに苦しいのか、その不安の正体は何であり、なぜそんな不安を抱えることになったのかは絶対に伝わりません。親子なら、夫婦なら、彼氏・彼女なら、あるいは先生なら、「言わなくてもわかってよ」と思うかもしれないけれど、それは単なる甘えで、その甘えは親しい人間関係を壊すことになるだけです。言葉がなくても何か不安そうだということは伝わるとしても、なぜ、何があってそんなに不安なのかは、言葉、それも物語にして伝えないと絶対に伝わらないのです。

「伝える」ために少しだけの勇気を

いずれにしても、感情や、できたら言葉にした物語を共有してもらうこと、その共感によって、「こんな自分でもちゃんと受け入れてくれる人がいる、そこにいていい場所がある」とわかってもらうこと、その安心感を積み重ねていくことしか、過食症などにつながる苦しさから抜け出す道はないと私は考えています。それには言葉が必要なのです。

人々の中にはそんな言葉を受け取ることのできない人もいますから、人に伝えて「うざったいやつだ」と嫌われる、それで自分がさらに傷つくのが怖いでしょう。けれども、人生の物語を受け取ってくれない人にこだわって付き合い続けてもけっして幸せになれませんから、話を聞いてくれる人かどうかを見極め、言葉が通じない人ならあきらめるためにも、言葉にしなければなりません。

自分では何もせずにただ人にすがったり、何か人を利用して楽をして生きようと思っている人の言葉は受け取ってもらえませんが、それは仕方ありません。しかし、ただただ一生懸命生きている人なら、その姿を見ている人たちの中には、その心の奥底から吐き出された言葉をちゃんと受け取り、共感してくれる人が必ずいます。そのような言葉による共感から生まれるあたたかい心の触れあいだけが心を癒してくれます。

そして、心の中にあるさまざまな思いや切れ切れの思い出を言葉にしてつなぎ合わせ、一つの物語として語ることができるようになれば、それまでの自分を縛ってきたがんじがらめの呪縛から少しずつ自由になっていけます。

それには、安心して話せる場所が必要です。家族がその場所になってほしいけど、親は子どもを指導しなければいけないと思い込んでいて、指導しようとするばかりで話を聞いてくれない場合もあります。学校の先生たちも子どもを教育しなければいけないと思っているでしょうし、ましてや先生は子どもを評価する立場の人で、変なことを言うと内申書にもかかわるでしょうから、そう安心しては話せないでしょう。そんな子どもたちには、学校の中では唯一評価しなくてよい立場の養護の先生がいて、保健室が安全な場所になります。養護の先生で受けとめきれないくらいに問題が複雑になっている場合には、スクールカウンセラーや、精神科医など、適切な人につないでくれるでしょう。

そんな子ども時代を超えて大人の世代になったけれど、思春期からさまざまな不安に揺れたまま、生きづらさを抱えて人生を過ごすことになっている人たちに伝えたいことがあります。何とか安心できる場所や人間関係を得て、それを利用しながら、自分の人生の物語をしっかりと見つめる「気力」と、苦しさを言葉にする「知恵」と、それを受け取ってくれる人に伝える少しだけの「勇気」を持ってもらえたらと願います。それが、その時期を揺れながら生き延びてきた私が後に続く人たちに残せる、人生の智恵です。

援助の手を差し出す人たちに

安心できる場所を求めながら、生きづらさを抱えて苦しんでいる人たちに、援助の手を差し出そうとする、特に医療・心理・福祉などの援助職の人たちに理解していただきたい（と私が考えている）ことを書いておきたいと思います。

アドバイスする？

まずは、「どうしなさい」あるいは「どうしたらいいよ」ということを教えてあげる、すなわちアドバイスすることが重要なのではない、ということです。例えば依存症に苦しむ人たちは、いくら理詰めに諭しても、本人だってそれはわかっていてやめられないのです。どうすべきだ、どうしたら良いかなんて、本人の方がずっとよく知っていることが多い。それができれば依存なんかに陥るような苦労はしていません。

それに、アドバイスは「あなたは間違っている」というメッセージですから、相手を傷付けかねません。そして、そのようなアドバイスは上から目線での言葉ですから、相手をコントロール・支配しようとすることになります。不安に揺れている人たちは自分の存在の危機を感じていますから、アドバイスを受けることで、さらに人に支配されて自分を失うことになる、その危険を無意識に感じて、強い拒否感を持つことが多いのです。それでガードを堅くしてしまい、心を本当には開いてくれなくなります。それは子どもでも同じで、例えばいじめられている子どもたちは、指導しようとする先生には本当のことを言いません。

受け入れてもらえるのは、同じ高さの目線で話しかけてくれる人の言葉だけです（同じ高さというのは、象徴的な意味とともに、実際、相手が子どもやベッドに寝ている人なら、上から見下ろさないように、しゃがんで同じ高さになる必要があります）。その目線から苦しさに対する共感を持ってやさしさのこもった言葉をかけられたときにのみ、その言葉が心に沁み込んでいきます。アドバイスではなく、何よりも大事なのは、周りの人たちが苦しんでいる人の不安を受けとめ、その苦しさに共感してあげることです。

しかし、そのように対応しても、まったくその言葉を受け入れる気配のない人たちもいます。以前には、そんな人たちは一度、落ちるところまで落ちなければどうしようもないのだ、と考えていた専門家たちもいました。それを「底つき」理論といいます。しかし、底をつくのを待っていたら、そのまま死んでしまうかもしれません。だから、簡単に受け入れてくれなくても、繰り返し繰り返し、心配していることを伝え、「治療しよう、良くなってまた一緒にやっていこう」と誘い続けることしかできないし、それが必要なことだと私は考えています。

援助職者としての知恵

その上で、もしアドバイス的なことを求められている場合には、私は「一緒に考えていこうよ」と呼びかけることにしています。相手がその考えに詰まってしまっていたら、「こんなことはどうだろうか？」と提案して相手の反応を待つ、その実行は難しいなら、どんなことなら可能かまた一緒に考え、私の方も他の提案ができるか考えます。有効な考えが出てこなかったら次回に先送りする。それは何の解決にもならない――ということではありません。そうやって少しずつ心の中が動き出していくことになると思います。

アドバイスは避けるとしても、ちょっとした言葉の使い方を教えてあげると役に立つことはあります。例えば、子どもの頃のお母さんの言葉がいつまでも心に引っかかり続けていている人がいるでしょう。それを何とか伝えたいけれど、そうするとお母さんは自分が責められていると感じて怒ってしまう、ということが怖い。そんな時には、「私はお母さんが大好きで、こんな面倒な私を見捨てずにいてくれたことを本当に感謝してる。けど、私の心を縛り続けていることがあって、けっしてお母さんを責めるのではないけれど、聞いてほしいことがある……」と（多少嘘が混じっても）前振りをつけてから話せばよい、と教えてあげるのはどうでしょうか。

もう少しアドバイス的な言葉が（特に思考が固まっている中高年の人たちには）役立つこともあります。そのような例ですが、離婚して一人親となった母親が再婚のために出ていって祖父母が過食の娘を世話していた、そのおじいさんは孫娘に「自分たちは先があまり長くないから、早くよくなってくれ」と言っていました。私はそれに対して「その思いはわかるけれど、その言葉は娘さんにプレッシャーを与えることになっています。そこは『自分たちは先は長くないかもしれないけれど、生きているうちはちゃんと面倒を見てやるから、安心しろ』と言う方がよいでしょう」と伝えました。おじいさんはそれをちゃんと受け取ってそのようにしたら、しばらくして娘さんは動き出せるようになりました。

そのような、ちょっとした言葉の使い方が大きな意味を持つときがあるのです。それは援助職者としての智恵のようなものだと思います。

「共依存」のあやうさの中で

大事なのは共感と書きましたが、その共感は共依存の危険をはらみます。共依存に陥ると、お互いの人間関係に依存して抜け出すのが非常に困難になるのですが、ではどうすることができるでしょうか。その共依存をもう少し別の視点から見てみたいと思います。

不安に揺れ、どうしてよいかわからずに苦しんでいる人を、水に溺れてもがいている状態に喩えてみます。その人に手を差し出す場合、相手が小学生以下の子どもなら、水の中に手を差し入れ、体をつかんで引き上げてあげることは可能でしょう。しかし、相手が思春期以降の大人なら、手を差し入れて引き上げようとすると、相手は同じ体重で下の方にいるし、たっぷり水を含んだ服（その人の人生を包む悲しみや怒りをそのように比喩しています）の重さが加わって、引き上げようとする方が逆に水の中に引き込まれ、二人とも溺れながらもがくことになります。共依存とは、この二人がお互いに引っ張り合ってもがいている状態です。

精神科医や心理士たちは共依存を避けなければいけないと教えられます。しかし、共依存を避けるために、岸から言葉をかけて「頑張れ」と励ます、あるいは泳ぎ方を教えようとするばかりでは、溺れている人を救うことは不可能でしょう。共依存の危険を冒す覚悟がないと人を救う仕事はできない、と私は考えます。時にこの世界にいる巨人、例えば心理の世界なら河合隼雄先生とか、精神科医なら中井久夫先生や神田橋條治先生などの、別格の存在に思える人たちならそうではないのでしょうが、少なくとも凡人である私には不可能です。

それならどのようにして二人とも溺れることを避けるか。そのためには、助けようとする方は水際の木を片方の手でしっかりとつかみ、もう一方の手を差し出して、その手に相手の方からつかまってもらうほかありません。すなわち、助けようと思っても、自分からつかまってくれる人しか救ってあげられないのです。

助けてもらう方についていうと、今の状態から抜け出したいと心から願って、差し出された手に自分からつかまらないと助からない。いつか白馬の王子様があらわれて救い出してくれるのじゃないかと、他力本願に誰かが助けてくれるのを待っていても助かりません。

助けようとする人がつかむその岸辺の木は、二人で引っ張っても折れない丈夫なものでなければならないのですが、その木というのは、援助の仕事をする人間として自分をしっかり鍛えた、揺さぶられても揺らがない心の象徴です。それに耐えることのできる木がまだ育ってない勉強中の若い人の場合には、木をつかむべき手を別の人に引っ張ってもらわなければならない。そのような頼れる人、すなわち一緒に協力して働く同僚や、困惑したときに相談できる（あるいは指導してもらえる）スーパーバイザーが必要です。私は心理士を目指す大学院生たちに、そのような同僚・先輩や先生を見つけて良い関係を作っておこう。そして、一人のときでもつかむことのできる丈夫な木を（一生懸命勉強して自分の心の中に）育てよう、と伝えてきました。

「信頼の再生」を求めて

もう一つ、援助の仕事をしている人たちにぜひ知っておいていただけたら、と思うことがあります。１９９７年の大事件だった、神戸の連続児童殺傷事件の犯人だった14歳の少年が収容された関東医療少年院で院長をされていた、精神科医の杉本研士先生が提言されていることです。その少年の処遇として、杉本先生は医療少年院の職員である精神科医や教官で模擬家族を作って少年の育て直しをする、その指揮を執られました。その育て直しは成功したといってよい、と杉本先生は言われています。[*1] 実際、その少年は少年院を退院後、その犯罪の被害者への謝罪の思いを持って、犯罪を重ねることなく社会人として暮らしています。

杉本先生はそれ以外にもたくさんの非行・犯罪少年たちにかかわって、そこで経験されてきたことを定年退職後にまとめ、後に続く人たちのために『頭上の異界――不信の国の若者たちと重大少年犯罪』（講談社、２００６年）という本を書かれました。そこには、実際に犯罪・非行を犯した少年たちの矯正という仕事の現場に長く身を置き、そこでマイナスからの出発となる少年たちを相手に、何とか社会に復帰できるようにと心をくだいてきた人にしか書けない、貴重な文章をたくさん見つけることができます。

その中で、ここにすべてが要約されていると感じた一節がありました。それをそのまま引用させていただきます。それは「信頼の再生」という小見出しの付けられた部分です。

・要因が多岐にわたり、いかに錯綜していようとも、とどのつまり非行とは、自己の表現の著しい不適切の結果であるというに尽きる。

- この表出の不適切さや誤りは、それぞれを取り巻く世界に対する認知・認識の歪みからもたらされる。
- 認知・認識はどうして歪むか。病態像や人格像は千差万別であっても、彼らには自他を信じることの障害があるという共通点を見出せる。何を信じ、何を中心に置いて判断すべきかが定まっていないから、認知は歪まないでは済まない。
- 治療教育の目標は信じることの回復ということになる。ここで、この作業にたずさわろうという人は、次の三つの前提あるいは心得を無条件でのみ込むことが出来ていなければならない。これらを納得できない人は矯正の仕事に携わってはならない。

「人は誰でも学んで変わる可能性を持っている」
「人はその信頼する者からのみ学ぶことができる」
「人は誰かに気に掛けてもらっており、期待されており、
大切に思われているという実感がないと安定していられないものである」

＊1　このことについても思うことはたくさんあって専門誌の論文にまとめたのですが（「アディクションと家族」第28巻２０６頁、日本嗜癖行動学会、２０１２年）、この本の趣旨から外れるので、ここまでにとどめておきます。

・「信じることの回復」を対象に期待するに当たっては、ひとりひとりの特性と問題性に応じて、最もふさわしいと思われる具体的なプログラムを立ち上げ、段階と状態像によって緩急濃淡を機敏に展開してゆく。基本は「こけの一心[*2]」で動ぜず、誠実を示し続ける。

私は摂食障害などに苦しむ若い人たちと接してきて、その人たちの苦悩を生む最も根本にあるものは「信じない」という不信に固まった心であると感じてきました。「他の人なんて絶対に信じてやるものか、と思っていた」と私に言った人もいました。しかし、それでも「信じたい」、「誰か信じられる人がほしい」という心の底に流れる思いとの衝突が苦しさを生んでいると私は考えます。その人たちに、人々の中には信じられる人、あたたかくつながれる人もいることを、何とか伝えたいと私は思っています。

その私にとって、杉本研士先生の言葉は、問題を的確に捉え、正しく分析し、あるべき態度を示してくれるものでした。「不信」に固まって冷酷な犯罪に走る人たちも（もう変わりようのない中高年に達した人には）いるかもしれないけれど、そのように見える人でも思春期・少年の世代の人たちはまだ変われることを、医療少年院の対応が示してくれています。大人になっても、変わりたいと願っていれば、まだ変われる人もいます。私も、人は変われることを信じ、揺らぐことなく手を差し伸べながら、それにつかまってくれるように呼びかけ続けなければならないと思っています。

＊2　引用者註。こけ＝虚仮――愚かなこと・その人。

おわりに――なぜ今また書こうと思ったのか

私は10年あまり前に、『食を拒む・食に溺れる心――不安という時代の空気の中で』という本を書いて、私の考えていたことを実際に拒食や過食に苦しむ人たちやその家族、そしてその人たちを受けとめ治療に当たっている人たちに問いかけました。私が、なぜまたこの本を書こうと思ったのか、少しだけ書いておきたいと思います。

大震災・原発事故の激動の中で、医師として

前回の本を書いた当時、私は医学部の神経生理学の教授だったのですが、それと並行して摂食障害に苦しむ人たちやその家族の自助的な活動グループである「福島お達者くらぶ」の運営スタッフをしていました。その会は私たち医師・看護師・心理士などの援助職者がスタッフとして世話をしているのですが、スタッフは転勤などで交替していき、今は私が代表のような立場になっています。

本来は研究者である私が摂食障害にかかわるようになったのは、教員である私のところにいろいろな苦しさを抱えた学生たちが相談に来て、その中に過食症の人たちが何人もいたことに始まります。そうしているうちに私は、本職の脳の研究は若い人たちに任せて、しだいにこの福島お達者くらぶの活動にのめり込んでいき、各地の自助グループの人たちとの交流も深くなっていました。

私は、医師の資格はあるのですが医師としては働いておらず、臨床の現場からは離れたところから摂食障害を見ていました。その中で、拒食・過食に苦しむ人たちに対して、教科書に書かれているのとは違った姿や側面を強く感じるようになっていました。

それで私は摂食障害の治療にかかわる専門職者の集まりである日本摂食障害学会の学術集会で自助活動的な視点から考えてきたことを発表していたのですが、支持してくれる人たちもいたけれど、日本で摂食障害が増え始めた頃から治療に当たってきた医師たちに受け入れられないことが何度もありました。一方で、2000年代に入った頃に10年ほど大阪を中心に行われていた「摂食障害フェスティバル」という活動に集まった本人（特に自助グループの代表者の人たち）や家族には強く受けとめられ、あたたかいつながりが生まれていました。

そのような中で、摂食障害について考えている言葉があふれ出した――それが前回の本です。２００７年のことでした。

その後、２０１１年のあの大震災と、私が住む福島県では福島第一原子力発電所（原発）の事故という大災害に遭遇したのですが、その直後に私は医科大学を定年退職して、私立大学の教授になりました。同時にそれと兼務で、精神科の教授に勧められて精神科病院に勤務し（福島県は医師の数が絶対的に不足していた上に、折からの原発事故でかなりの数の医師が県外に出てしまいました）、大学と病院で忙しく過ごすことになりました。

その大学では福祉学部と臨床心理の大学院を担当したのですが、福祉学部教員としては医学・医療面の教育を引き受けるとともに、原発事故の避難者支援の仕事にかかわりました。大震災・原発事故直後はみんなが同じように苦しんだ一体感があったけれど、時間の経過とともに避難や放射能汚染に対する考え方の違いが目立っていったのと、うまく立ち直っていく人と動き出せずにいる人の格差が広がって、人々が地域内でも家族内でさえも分断されていった。それが福島県の悲劇の大きなところだと考えます。

大学院では臨床心理士を目指す人たちの教育・指導に当たったのですが、それまで摂食障害の人たちとかかわった経験が大きく役立ったと同時に、心理臨床の現場の姿を見ることができました。またそれに関係して、アルコールやギャンブル依存の自助グループの人たちともつながりを持つようになりました。さらに大学院生と一緒に、福島お達者くらぶの意味を家族ミーティング参加者に協力してもらって調べたり、[*1] 小さい子どもがいて放射能汚染に強い懸念を持つ母親の支援についての研究にあたりました。[*2]

病院では、摂食障害と引きこもりに特化して、ゆっくり時間を取れる予約制外来という（病院の採算には合わない）恵まれた診療を認めてもらっています。そこでそれぞれに異なった背景を抱えて苦しんできた患者さんたちと、それまでよりも責任ある形で深くかかわるようになりました。あまりの忙しさから5年勤めたところで大学は辞め、現在は精神科病院の常勤の医師となっています。

そのように、福島という激動の社会の中での活動と、病院でのさまざまな状態の患者さんたちとかかわってきた臨床の経験から、前回の本に書いた摂食障害についての考察を見直してみたいと思うようになりました。また、前回の本に手紙やメールを載せさせてもらった人たちは、その後、見事に成長して立派に社会人として働き、子どもを育てている。そのような姿も報告してみたいと思いました。

＊1　広川他「アディクションと家族」第30巻162頁、日本嗜癖行動学会、2015年
＊2　小林他「アディクションと家族」第32巻57頁、日本嗜癖行動学会、2016年

そして、摂食障害を取り囲む社会の姿も変わってきています。そのようなことを新たに眺めなおして、この本を書くことにしたものです。

治療者、援助者ではなく――同行者として！

このように摂食障害に苦しむ人たちと接してきて思うのは、そしてその人たちに伝えていることは、私はその人たちを治すことができる「治療者」ではありません。（私の患者さんたちのほとんどは過食に苦しんでいるけれど、命の危険はすぐにはない人たちで、ゆっくり接しているうちに自分でよくなっていってくれるのです。）また、生活に役立つ知識や技術を教えたり、どこに行けばどんなふうに援助の手が差し出されていると教えることができる「援助者」でもありません。そうだとしたら、私は何者なのかと自分で考えたときに、私はその人たちと同じこの世界で（同じ地面に足を置いて）一緒に歩いて行きたいと願う、「同行者」なのだと思い当たりました。

私はなぜ摂食障害の人たちとこんなに深くかかわるようになったのか？　と自問したこともあります。人は日常の生活の中では解消されない不安・ストレスを抱えたときに、いろいろなことをして生き延びる、それがおいしいものを食べたり飲んで騒いだりすることや、カラオケや旅行やスポーツなどの手段ではすまないとき、暴走や別のグループとの抗争など人の命にかかわることになったり、自分より弱い人を見つけてのいじめだったり暴力だったりすることもあります。しかし、そこで拒食・過食やリストカットを選ぶ人たちは、そんなふうに人を巻き込んだり傷つけたり悲しませたりすることはできず、自分を傷つけることを選んでしまっているのだと思います。

私はそのような人たちが愛おしい。それが摂食障害にかかわっているその自分ながらの結論です。その人たちに次のように呼びかけたいと思います。

「今、生きているのが苦しくても、生き延びていれば『生きててよかった』と言える日が来ます。この世界を、一緒に歩いていきましょう」。

香山雪彦（かやま・ゆきひこ）

1945年　京都市に生まれ、子供時代を和歌山市で過ごす。
1970年　山口大学医学部卒業、山口大学病院で麻酔科医として働く。
1974年　米国ロチェスター大学 脳研究所に留学。
1977年　倉敷中央病院 麻酔科・集中治療室に勤務。
1978年　大阪大学医学部に移り、神経生理学の研究に専念する。
1984年　秋田大学医学部助教授となり、神経生理学の研究と教育にあたる。
1987年　福島県立医科大学医学部に神経生理学講座の教授として赴任、研究と教育にあたる。研究テーマは「睡眠・覚醒の神経機構」。
2011年　大震災直後に福島県立医科大学を定年退職。
福島学院大学福祉学部および大学院臨床心理学研究科教授となる。
兼務で、精神科の桜ヶ丘病院に医師として勤務。
2016年　福島学院大学を退職。
桜ヶ丘病院の常勤医師となる。

この間、1992年より精神科医師、看護師、心理士の有志の人たちと摂食障害に苦しむ人たちとその家族のグループである「福島お達者くらぶ」のスタッフを務め、2012年よりその事務局を担当している。

食《しょく》を拒《こば》む・食《しょく》に溺《おぼ》れる心《こころ》 II　生《い》きづらさと依存《いぞん》からの回復《かいふく》

2019年　5月20日　初版発行

著　者　香　山　雪　彦
発行者　余　川　典　子
発行所　思想の科学社
〒169-0073 東京都新宿区北新宿1-30-3
近鉄柏木ハイツ801
03(5389)2101――電話　03(5389)2102――FAX
振替　東京 00150-5-89072
印刷・製本　モリモト印刷株式会社

ISBN978-4-7836-0116-6 C0011